이병욱 박사의 암을 극복하려면

암을
손님처럼 대접하라

이병욱 박사의 암을 극복하려면

암을 손님처럼 대접하라

이병욱 박사 지음

삼광문화사

메스를 놓은 이유

아무리 인간이 인간을 검증하고 캐내도 모르는 부분이 있고, 그것은 심연처럼 깊은 인간의 본질과 연결되어 있다고 생각합니다. 따라서 의사라면, 인체의 놀라운 신비를 인정하지 않는 단선적인 자세부터 바로잡아야 합니다.

나는 외과의사입니다. 젊은 날을 모두 바쳐 암 환자를 수술했습니다. 위 수술을 비롯해 소화기 쪽 수술을 많이 한 의사도 드물 것입니다.

내가 외과의사가 된 것은 필요에 의해서였습니다. 그중에서도 위 수술을 많이 하게 된 것 역시 필요에 의해서입니다. 우리나라 사람은 위암 발병률이 높기 때문입니다.

'저를 하나님의 손으로 써주십시오.'

나는 의대에 진학하면서 이미 하나님의 제단에 나의 모든 삶을 바치겠노라고 약속했습니다. 의사가 된 이후에는 1년에 1백 건,

일주일에 두 번꼴로 수술을 했습니다. 개복하면 피 냄새와 발효한 음식 냄새가 훅 끼칩니다. 대부분의 의사들은 역겨워 숨을 멈추지만 나는 그 비릿한 피 냄새를 좋아했습니다.

나는 보다 진보한 첨단 기술을 배우기 위해 프랑스의 스트라스부르 의대로 배우러 가기도 했습니다. 선진 복강경 수술을 배우기 위해서였습니다. 복강에 내시경을 넣고 하는 복강경 수술은 일반 개복 수술보다 환자에게 좋은 점이 훨씬 많았습니다. 상처가 작고 개복 수술보다 아프지 않아 환자가 빨리 퇴원할 수 있었습니다.

암 덩어리를 잘라내고, 음식을 먹고 소화시킬 수 있도록 위와 장을 연결하는 수술을 하면서 나는 한 사람의 생명을 살린다는 자부심에 차있었습니다. 서너 시간씩 수술을 해도 힘들지 않았고, 서너 시간도 제대로 못 자고 병동을 돌며 수술 환자의 분비물이 묻은 붕대를 갈면서도 마냥 행복했습니다. 내가 수술을 잘함으로써 죽음의 문턱으로 가는 환자를 한 명 살렸다고 생각했기 때문입니다.

그때 나는 다소 오만했습니다. 내가 가진 수술의 기술이 누구보다 좋고, 누구보다 환자를 사랑하고, 그들을 살린다고 생각했습니다. 나는 내 환자들을 나의 가족처럼 내 아버지나 어머니처럼 돌봤습니다. 그들을 위해 기도하고, 다른 의사들이 하루에 한 번 회진할 때 적어도 나는 서너 번은 더 회진하면서 상처를 직접 소독했습니다.

나는 그때 크나큰 의문을 하나 품고 있었습니다. 의사가 된 이후부터 줄곧 품고 있던 의문이었습니다. 말기 암 환자로 몇 달밖에 살지 못할 것이란 판정을 받은 사람도 잘만 돌보면 몇 년씩 사는 것을 보았습니다. 반대로 수술이 잘되고 잘 버틸 것 같던 환자가 어느 날 갑자기 떠나는 황망한 사실도 목격했습니다.

'인간이 태어나려고 해서 태어난 게 아닌 것처럼 죽으려고 해서 죽는 게 아니구나.'

나는 운명을 만드는 보이지 않는 큰 손의 존재를 느꼈습니다. 너무나 신묘막측(神妙莫測)하게 인간을 만든 절대자의 손!

내 환자들은 다른 환자들보다 경과가 좋았습니다. 수술을 수천 건 했지만, 수술을 하면 안 된다고 말린 한 명의 환자를 제외하고는 재수술을 하지 않았습니다. 그렇게 좋은 결과가 나오는 것은 거의 기적이었습니다. 나보다 수술 테크닉이 뛰어난 의사도 있었지만, 내 환자들만큼 경과가 좋은 경우는 없었습니다. 나는 분명 열성과 자부심에 찬 젊은 의사였지만, 분명한 것은 그 모든 것은 나의 두 손이 한 일이 아니라는 것입니다.

'무엇이 환자를 회복시키고 살렸을까?'

나는 끝없이 고민을 하지 않을 수 없었습니다.

2개월 산다고 한 사람이 몇 년을 살고, 몇 년을 살 것이라고 한 사람이 몇 달도 채 못 사는 것! 이 결과만을 놓고 보면 현대 의학은 분명 모르고 지나가는 부분이 있었습니다. 아무리 발달된 기술로 현대적 치료를 한다고 해도 인간에게는 설명할 수 없는 부분이 존재했습니다.

인체의 방어막. 의사로서 수술대에 서면 설수록 우리 몸에는 눈에 보이지 않는 방어막이 있다는 것을 깨달아갔습니다. 인체의 방어막은 인간이 풀 수 없는 수수께끼였습니다. 건강하면 건강한 대로, 아프면 아픈 대로 그 방어막은 존재했습니다.

나는 환자의 병상 앞에서 기도를 하며 별 것 아닌 연약하고 냄새나는 육신이 인간의 전부는 아니라는 것을 점점 확신했습니다. 단순히 암세포를 없애는 병에 대한 치료를 할 것이 아니라 환자를 치료해야 한다는 확신이 섰습니다.

나는 그때 비로소 내가 겸손한 의사가 아니라는 것을 깨달았습니다. 내 환자를 모두 살리겠다는 오만함을 가지고 있었던 것입니다.

현대 의학은 인체를 유물론적으로 접근하고 해석합니다. 모든 것을 수치로 계량화하려고 합니다. 암을 1·2·3·4기로 나누고 혈액 수치, 간 수치 등 환자의 상태를 수치로 파악합니다.

그러나 이런 식으로는 아무리 해도 인간을 온전히 분석할 수 없습니다. 이것은 하나님 앞에 무용지물인 또 다른 바벨탑을 쌓는 일이나 다를 바 없는 일입니다.

인체는 알면 알수록 신비합니다. 네모난 그릇에 담으면 네모난 모양이 되고, 동그란 그릇에 담으면 동그란 모양이 되는 물처럼, 병에 걸리면 또 병에 걸리는 대로 나름대로 밸런스를 지키려고 합니다.

고통이 극심할 것이라고 한 말기 암 환자가 전혀 고통을 느끼지 못하고, 3개월을 살 것이라고 한 환자가 3년을 잘 살고 있고, 1년을 못 넘길 거라던 환자가 심지어 10년씩 잘 살고 있는 것을 내 입장에서는 예외라고 부를 수 없습니다. 그것은 의사가 인간을 덜 알았기 때문에 생긴 오해입니다.

나는 크리스천으로서 인간은 하나님의 형상과 영적인 호흡이 들어가 생령(生靈)이 된 존재라고 믿습니다. 그렇기 때문에 아무리 인간이 인간을 검증하고 캐내도 모르는 부분이 있고, 그것은 심연처럼 깊은 인간의 본질과 연결되어 있다고 생각합니다. 따라서 의사라면, 인체의 놀라운 신비를 인정하지 않는 단선적인 자세부터 바로잡아야 합니다.

소의치병(小醫治病), 중의치인(中醫治人), 대의치국(大醫治國). 작은 의사, 즉 낮은 의사는 병을 치료하고, 중간 정도의 의사는 사람을 치료하고, 위대한 의사는 나라를 치료한다는 뜻입니다. 한 가지 덧붙이지만 나는 '천의치천(天醫治天)'이라고 말하고 싶습니다. 하나님의 의사는 우주처럼 신비하게 지어진 몸을 존중하면서 천하를 치료한다는 뜻입니다.

나는 중간 정도의 수준일 것입니다. 사람을 치료하는 의사. 이것만 잘 해도 나는 내 몫의 삶을 산다고 생각합니다.

이런 이유로 나는 15년간 들었던 메스를 놓았습니다. 메스의 필요성을 인정하지 않는 게 아니라, 메스가 만능이 아니라는 것을 인정하기 때문입니다.

나는 처음 의사가 되었을 때처럼 기도했습니다.

'하나님, 저를 당신의 손으로 써주십시오.'

하나님, 나를 (하나님) 당신의 마음에 합하게 사용해 주십시요. 암으로 고통받는 수많은 암 환우들에게 이 책이 작은 하늘 소망되시길 기원합니다.

암을 극복하려면 암을 손님처럼 대접하는 지혜와 은혜가 넘치시길 기원합니다. 힘내십시오. 사랑하고 축복합니다. 여러분은 이길 수 있습니다. 암을 잘 극복할 수 있습니다.

서울 강남 대암클리닉 진료실에서
이 병 욱

차례

두 번째

암에 4기가 있다면 인간에겐 5기가 있다

세 번째

나는 기도하는 의사입니다

네 번째

요단강 건너서 다시 만나리

첫 번째

암은 사랑받지 못한 세포들의 반란이다

암은 사랑받지 못한 이기적인 세포

인간의 마음속에 이타적인 면이 있는 것처럼 세포들도 그러합니다. 너무 많이 생성되었거나 다른 형태로 돌연변이를 일으킨 경우 조직을 위해 죽음을 택합니다. 그러나 간혹 변형되었음에도 죽지 않는 세포가 있습니다. 그것이 바로 암세포입니다.

많은 사람들은 암을 공포스러운 질병이라고 생각합니다. 암이 힘든 질병임에는 틀림없지만 암을 잘 달래면 암에 걸리기 전만큼은 아니더라도 행복하게 살 수 있습니다. 흔히 암에는 1·2·3·4기가 있다고 말합니다. 다들 4기란 말기 암으로, 남은 것은 죽음뿐이라고 생각합니다. 그러나 암은 4기 상태에도 희망이 있습니다. 암은 결코 죽을병이 아닙니다.

나는 암을 사랑받지 못한 세포들의 반란이라고 부릅니다. 그도 그럴 것이 우리 몸에는 약 30~70조 개의 세포가 있습니다. 암세포는 처음에는 정상적인 세포였습니다. 단지 어떤 계기로 돌연변이를 일으킨 것일 뿐.

우리 몸의 세포들은 다른 세포를 위해 스스로 죽음을 택하기도 하는데, 이를 세포의 자연 사멸이라고 합니다. 인간의 마음속에 이타적인 면이 있는 것처럼 세포들도 너무 많이 생성되었거나 다른 형태로 돌연변이를 일으킨 경우 조직을 위해 죽음을 택합니다. 그러나 간혹 변형되었음에도 죽지 않는 세포가 있는데, 그것이 바로 암세포입니다.

흔히 종양은 악성 종양과 양성 종양 두 종류로 나누는데, 이 중 악성 종양이 암입니다. 암세포는 정상적인 세포와 달리 우둘두둘하며 단단하고 모양이 일정치 않은데다 보기에도 흉측합니다. 수술을 할 때 암세포가 있는 부분은 메스가 잘 나가지 않습니다. 칼끝으로 전해지는 딱딱하게 굳은 세포에 가슴이 서늘해지곤 했습니다.

암(cancer)이란 단어는 그리스어 'karkinos'에서 유래한 이름으로 게(crab)+궤양(ulcer)의 의미를 갖고 있습니다. 게는 한번 물면 놓지 않습니다. 이것은 죽어야 끝나는 암의 속성과 비슷합니다. 또 표면이 거칠고 딱딱하며 울퉁불퉁하고, 똑바로 걷지 않고 옆으로 걷는 게처럼 암의 성장 역시 정상적이지 않습니다.

암세포는 한번 생기면 그 기세를 걷잡을 수 없습니다. 다른 세포로 갈 영양분을 다 빼앗아 엄청난 속도로 증식합니다. 환자가 암을 견디지 못해 죽으면 결국 암세포도 죽을 수밖에 없지만, 탐욕으로 결국에는 자신도 죽음에 이른다는 것을 모르는 어리석은 세포입니다.

그 탐욕이 다른 곳으로 옮아가는 것이 이른바 전이입니다. 암세포는 생기는 순간부터 세를 불려나갈 욕심에 차 있습니다. 암세포는 처음에 생긴 곳과는 전혀 다른 곳으로 선발대를 보냅니다. 그리고 재빨리 자신을 키워가면서 새로 점령한 곳에도 암세포가 자랄 수 있는 환경을 만든 다음 그곳에서도 탐욕스럽게 번성합니다. 온몸으로 뻗어갈 수 있는 요충지인 림프절부터 전이를 시작해 다른 장기로 그 세력을 넓혀가는 것입니다. 뇌암, 피부암, 후두암, 식도암, 갑상선암, 폐암, 상피세포암 등 암세포는 손톱이나 머리카락 같은 곳만 제외하고는 어디에서든 자랄 수 있습니다.

동양인의 암에 대한 생각도 서양인의 생각과 크게 다르지 않은 모양입니다. 암(癌)이란 글자만 봐도 그렇습니다. 글자를 풀어보면 잘못된 입이 산처럼 많다는 것을 알 수 있습니다. 癌 = 病 + 品 + 山. 글자 그대로 풀이하자면 '잘못된 입이 산처럼 많아서 생긴 병'이란 뜻입니다.

잘못된 입은 여러 가지가 있습니다.

첫 번째 잘못된 입은 입으로 먹은 음식들입니다. 즉 과음, 과식, 폭음, 폭식, 술, 담배, 너무 탄 것, 매운 것, 짠 것, 신 것, 뜨거운 것 등입니다. 두 번째 입은 불규칙적인 식사 습관이나 스트레스 때문에 먹게 되는 모든 음식들로, 이것 역시 모두 잘못된 입이 부른 것들입니다. 세 번째 잘못된 입은 언어생활이라고 할 수 있습니다. 즉 불평, 불만, 시기, 미움, 질투, 화, 성, 분, 저주와 같은 나쁜 감정입니다.

서양적인 사고든 동양적인 사고든 결론적으로 암은 생활과 관련이 깊은 질병이라는 것입니다. 탐욕과 무절제, 방관, 오만이 결합된, 나약한 인간이 잘 걸릴 수 있는 '너무나 인간적인' 병입니다.

그러면 왜 암에 걸리는 것일까요?

암을 유발하는 메커니즘은 현재로서는 딱 이것이다, 라고 밝혀지지 않았습니다. 암을 유발하는 요인이 한 가지가 아니란 뜻입니다. 여러 나쁜 요소가 결합해 일종의 '종합 선물 세트'를 만드는 것.

음식을 통해 섭취하는 발암물질이 축적되거나 자동차 매연 같은 오염된 공기를 많이 들이마시거나, 극심한 스트레스, 암에 잘 걸리는 유전적인 요소 등이 복합적으로 결합해 암을 유발합니다. 특정 원인에 의해 유발되기보다 여태까지 살아온 과정을 통해 유발되는 셈입니다.

특히 나는 환자들을 보면서 특이한 사실을 하나 접했습니다. 암에 걸린 사람들은 최근 2~3년, 혹은 3~4년 사이에 감당하기 힘든 일을 겪은 경우가 많다는 것입니다. 남편이나 아내가 암에 걸려서 간병을 했거나 사별이나 이혼을 했거나 사업에 실패하거나 실직을 하는 등 극심한 스트레스를 경험했다는 사실입니다.

상식적으로 생각해도 분노나 슬픔, 저주를 마음 한구석에 첩첩이 쌓아놓고 살면 병이 안 생길 수 없습니다. 위궤양이나 수면 장애, 화병 등 각종 질환에 시달리게 되고, 이렇게 끊임없이 스트레스를 받는 상황에서는 면역력이 떨어져 감기에도 잘 걸립니다.

어느 날 문득 제대로 쉬지도 먹지도 못한 삶, 늘 긴장과 스트레스에 가득 찬 삶, 분노와 원망의 마음이 낳은 것이 '사랑받지 못한 세포'인 암세포라는 생각이 들었습니다. 그들이 반란을 일으켜 몸을 뒤흔드는 것이 바로 암입니다. 진작 제대로 된 생활을 했더라면, 잘못된 생활의 종합 선물 세트인 암이 배달되지 않았을 것입니다.

암에 왜 걸리는지 알게 되면 그 치료 방법도 알게 됩니다. 따라서 암을 치료하려면 어떤 의학적인 치료보다 지난 삶을 반성하고 새로운 삶을 시작하는 자세가 선행되어야 할 것입니다. 어떤 경우에든 잊지 말아야 하는 것은 입과, 그 입이 상징하는 욕망을 잘 다스려야 한다는 것.

'내가 몸을 사랑하지 않고 너무 혹사시켰구나, 내가 내 정신을 너무 황폐하게 했구나.'

지난날을 뼈저리게 반성하는 바로 이 순간이야말로 치료가 시작되는 시점입니다.

강도처럼 내쫓으려 하지 말고 손님처럼 대접하라

암세포를 치료하기 위해서는 효과보다 부작용을 더 돌아봐야 한다고 생각합니다. 암세포를 죽이기 위해 결사적으로 노력하기보다 환자의 면역력을 높여 암을 버텨내게 하는 것이 환자의 삶의 질을 생각할 때 오히려 효과적인 치료일 수 있습니다.

세상을 살다 보면 원하든 원하지 않든 공존의 지혜를 깨닫게 됩니다. 친구와 적과 같이 살아가는 것처럼 질병과도 같이 살아가야 합니다. 질병이 없는 사회는 있은 적이 없고, 앞으로도 있을 수 없습니다. 질병에 쓰러지지 않는 사회가 의학의 목표입니다.

만약 집에 강도가 들었을 경우 “모든 것을 다 갖고 가세요”라고 순순히 다 내줘 버리면 몸은 다치지 않습니다. 이런 이치로 암이 찾아왔을 때도 순순히 대응하면 목숨을 지킬 수 있습니다. 암이 별로 달갑지 않은 손님임에는 틀림없지만 그렇다고 무작정 몰아낸다고 순순히 나갈 것인가? 혹시 나가면서 난동을 부리고 가지는 않을지 한번 생각해볼 문제입니다.

암은 한 가지 원인에 의해 생기는 질환이 아닌 만큼 그 해결책도 한 가지 방법이 될 수 없습니다. 암을 몰아내기 위해 암세포 자체만을 공격해서는 치료에 실패할 가능성이 높습니다. 손에 든 무기가 강력하면 강력할수록 부작용도 커집니다.

암을 몰아내기 위해 의사들이 쓸 수 있는 무기는 한정되어 있습니다. 일차적으로 메스로 암세포가 퍼진 주변 조직까지 제거하는 것, 암세포가 퍼진 부분이 너무 많을 때는 약물 치료를 통해 다른 건강한 세포를 죽이는 한이 있더라도 암세포를 응징하는 것, 암세포의 전이를 막거나 암세포 자체를 파괴하기 위해 특정 부위에 방사선을 쬐는 것이 전부입니다.

그러나 이 방법만으로는 암의 기세를 꺾을 수 없습니다. 아주 초기인 경우에는 수술로 완치가 되지만 대부분 수술로 제거한다고 해도 어느새 다른 조직으로 전이 되어 버립니다. 림프절 등으로 전이 되어 버리면 수술은 크게 도움이 되지 못합니다. 위나 췌장 등 한 가지 기관 자체를 다 잘라내거나, 위와 소장의 일부를 잘라내는 등 여러 장기를 잘라내면 그만큼 남은 생활에 불편함을 가져올 수 있습니다. 약품을 통해 암세포를 죽이게 되면 약품에 의해 정상적인 세포까지 다 죽어버려 면역력이 극도로 떨어집니다. 암세포 한 개를 죽이기 위해 10만 개의 정상 세포를 죽이는 셈인데, 참으로 손해 막심한 방어책입니다.

방사선 치료는 수술이나 약물 치료에 비해 아직까지는 극히 제한적입니다. 정확하게 암세포만을 겨냥해서 방사선을 쬘 수 없기 때문입니다. 부위가 상대적으로 넓어질 수밖에 없는데, 방사선을 쬔 부위는 조직이 괴사하거나 단단하게 굳어버립니다.

암과 효과적으로 싸우기 위해서 의사들도 눈물겨운 노력을 합니다. 치료에 의한 효과와 부작용을 적정선에서 조절하는 작업을 하는 것.

그러나 알다시피 이것을 조절하는 것은 줄타기를 하는 것보다 어렵습니다. 암으로 사망하는 환자들은 대부분 암세포 자체 때문에 죽는 게 아니라 항암 치료를 하는 과정에서 얻은 각종 부작용과 그로 인한 합병증으로 사망하는 게 그 증거입니다. 이러한 항암 치료의 과정은 알려진 대로 너무나 고통스럽습니다.

나는 암을 효과적으로 치료하기 위해서는 효과보다 부작용을 더 돌아봐야 한다고 생각합니다. 암세포를 죽이기 위해 결사적으로 노력하기보다 환자의 면역력을 높여 암을 버텨내게 하는 것이 환자의 삶의 질을 생각할 때 오히려 효과적인 치료일 수 있습니다. 이것이 요즘 각광받고 있는 보완통합의학의 방식입니다.

"손님처럼 잘 대접하세요. 손님은 언젠가는 가시는 분입니다."

나는 암에 걸리면 강도를 몰아내는 것처럼 몽둥이를 들고 나갈 것이 아니라 불청객이지만 반가운 손님처럼 잘 대접하라고 합니다. 암과 맞설 생각을 하지 말고, 암이 깃들어 있는 내 몸을 잘 돌보라는 것입니다. 그러면 암도 언젠가는 떠날 것입니다. 이렇게 암을 손님처럼 대접하는 방법으로 암을 치료하는 것이 보완통합의학적 치료입니다.

그러나 흔히 대체의학이라고 하면 의학적으로 방법이 없기 때문에 다른 방법을 쓴다는 뜻으로 들립니다. 언뜻 보면 대체의학은 현대 의학의 치료를 부정하는 듯한 뉘앙스를 풍기고, 때로 사이비 같다는 누명을 쓰기도 합니다. 이 방법 저 방법 다 쓰다 보면 치료비가 늘어나지 않느냐는 의심도 삽니다. 실제로 사이비도 많아 옥석을 구분하기 어렵고, 치료비가 과잉 청구되는 경우도 많습니다.

그러나 한편으로 생각하면 대안을 찾아간다는 것은, 암을 치료함에 있어서 현대 의학의 한계를 겸손하게 인정하고 인체의 신비를 인정한다는 자세가 바탕에 깔려 있는 것입니다. 이런 의미에서 대체의학이란 용어보다는 보완통합의학이란 말이 더 적당합니다. 다시 말해 길이 없으면 둘러가거나 질러가는 것입니다.

보완통합의학적 치료의 핵심은 기존의 의학적 치료를 통해 암의 활동을 최대한으로 억제하고, 대신 인간의 면역력을 키워 암을 보다 잘 견디게 하자는 것입니다. 암세포 자체를 소멸시키는 것에 치료의 목적을 두는 것이 아니라, 암세포를 가진 환자의 삶의 질을 향상시키는 데에 치료의 목적을 둡니다. 몸에 암세포가 있더라도 건강한 세포의 힘이 강해 암세포를 억제해 더 이상 활동하지 못하게 한다면 그것만으로도 수명을 늘리는 의미 있는 치료가 될 수 있습니다.

히포크라테스는 의술을 예술이라고 했다

예술의 궁극적인 목적은 감동시키는 것, 마음을 움직이는 것입니다.
히포크라테스가 말한 치료는 육체의 병을 제거하는 것이 아니라
인간을 감동시키는 치료입니다.

현재 전 세계적으로 보완통합의학 바람이 불고 있습니다. 현대 의학의 발전에도 불구하고 에이즈나 당뇨병과 같은 만성병, 암에 대한 해결책을 내놓지 못하고 있는 데 대한 대안입니다. 보완통합의학은 기존의 의학적인 바탕 위에서 출발하지만, 아이러니하게도 현대 의학의 한계를 새로운 출발점으로 삼고 있는 셈입니다.

이것은 보완통합의학이 현대 의학의 아들로 현대 의학을 결코 부정하지 않는다는 것을 뜻합니다. 암 환자가 보완통합의학적 치료를 선택해도 그것은 현대 의학의 범위를 벗어나지 않습니다.

그러나 흔히 보완통합의학은 치료를 하다 하다 안돼서 선택하는

것으로 잘못 알려져 있습니다. 암이 다른 데 전이가 전혀 일어나지 않은 1기나 림프절 등에 전이가 시작되는 2기 정도면 의학적 치료가 꽤 힘을 발휘합니다. 하지만 다른 조직에 조금 더 많이 전이된 3기나 특히 4기쯤 되면 더 이상 손을 쓸 수 없습니다. 보완통합의학적 치료는 기존의 의학적 치료가 힘을 못 쓰는 3·4기 환자가 찾는 것으로 아는 사람들이 있습니다.

실제 나의 환자들은 4기 환자가 많습니다. 그것도 재발한 4기 환자들. 이들 환자들은 다른 데 가서 딱히 치료를 받을 수 없기 때문에 지푸라기라도 잡는 심정으로 제게 마지막으로 오는 경우가 많습니다.

암은 처음에 잘 잡아야 합니다. 재발하면 그때부터는 의사들이 '좀 어렵다'고 표현합니다. 재발하면 환자들도 자신의 생이 아래로 수직 낙하하는 비탈길만 남아 있다고 절망하게 됩니다.

4기라 하더라도 내 환자들 중에는 놀라운 경과를 보이는 사람이 많습니다. 그러나 손 쓸 틈조차 없는 환자도 있었습니다. 그런 환자를 볼 때마다 좀 더 일찍 왔더라면, 하는 한없이 안타까운 마음이 듭니다.

암 치료에 있어 가장 좋은 방법은 암이라고 확진을 받는 순간 의학적 치료와 보완통합의학적 치료를 병행하는 것입니다.

"우선 수술하시는 게 좋겠습니다."

내 환자들 중에는 처음부터 제게 먼저 온 환자가 있습니다. 그런 경우 나는 다른 의사들과 연계해서 그 환자를 치료합니다. 수술이 필요한 환자는 어디에서 수술하는 게 좋은지 조언하고, 필요하면 수술 전에 병원에 가서 담당 의사를 만나기도 합니다. 항암 치료가 필요한 경우 역시 마찬가지입니다. 다른 병원에서 항암 치료를 하면서, 면역력을 증강시키는 치료를 더합니다.

하지만 우리나라 여건상 다른 병원과의 연계가 쉽지 않습니다. 그러나 내 환자가 어떤 치료를 받고 있고, 현재 어떤 상태인지 나는 충분히 알 수 있습니다. 나는 환자의 상태를 봐가며 항암 치료의 속도나 양을 조절하도록 도와줍니다. 이때 환자의 선택이 중요합니다. 내가 담당 의사와 직접 연락해서 "이 환자의 경우에는 치료를 이렇게 했으면 좋겠다" 라고 말할 수는 없습니다. 두 의사의 말을 듣고 환자가 선택하는 것입니다.

어떤 환자는 보완통합의학적 치료만 받기도 합니다. 내 환자 중에는 보완통합의학 치료만 받아도 될 것 같다는 확신을 가진 사람이 있고, 수술이나 항암 치료가 고통스러워 못 받겠다는 환자도 있습니다. 어떤 경우에는 수술이나 항암 치료조차 어려운 환자도 있습니다. 수술이나 항암 치료를 할 만한 체력이 안 되는 경우, 항암 치료나 수술을 두려워하는 경우, 수혈을 받지 못하는 경우 등 이유는 다양합니다.

고통스런 항암 치료를 하면서 1년을 버틸 것이냐, 항암 치료 없이 좀 더 편하게 그보다 좀 짧게 살 것이냐(길게 살 수도 있다), 어렵게 수술을 해서 1년 정도 버틸 것이냐, 수술 없이 7~8개월 혹은 그 이상을 살 것이냐는 전적으로 환자가 판단할 일입니다.

삶의 질을 선택하는 것은 단정적으로 고통 없이 짧게 살 것인가, 고통 받으며 길게 살 것인가를 선택하는 게 아닙니다. 한 달을 살더라도 스스로 의지적으로 살고, 의미 있는 삶을 찾아야 한다고 생각하는 사람이 있을 수 있습니다. 초기에 발견된 경우라면 이런 고민이 덜합니다. 그러나 한 군데 이상 전이된 경우라면 상황이 달라집니다. 치료 이후의 결과를 생각하고 보다 신중한 판단을 내려야 합니다.

치료에 있어 삶의 질은 생존율보다 더 우선적으로 고려해야 합니다. 오래 사는 것도 중요하지만 인격적인 삶을 사는 게 더 중요할 수 있습니다. 얼마나 사느냐에 급급하지 않으면 삶의 질을 고려한 보다 다양한 치료, 보다 많은 대안들이 나옵니다. 그리고 이렇게 치료를 하다 보면 오히려 더 오래 살 수도 있습니다. 어차피 모든 치료의 궁극적 목적은 좀 더 오래 살고 인간다운 삶을 사는 것입니다.

내 진료실을 찾는 분 중에는 두 명의 의사에게 치료를 받으면 치료비가 두 배로 들지 않을까 걱정하는 분들도 많습니다. 하지만 치료비가 더 드는 것은 아닙니다. 치료가 안 되어 항암 치료를 한 사이클 더 하는 것보다 빨리 끝나면 치료비 자체가 줄어듭니다. 또한 꼭 필요하지 않은 다른 치료를 줄일 수도 있고, 건강 식품을 먹는 데 드는 돈으로 보완통합의학 치료를 받을 수도 있습니다.

히포크라테스는 의술을 아트, 즉 예술이라고 했습니다. 예술의 궁극적인 목적은 감동시키는 것, 마음을 움직이는 것입니다. 의료는 궁극적으로 병 그 자체를 보기보다 병을 가진 환자를 봐야 합니다. 병만 몰아내려고 할 게 아니라, 그 병에 걸린 인간의 치료를 목적으로 삼아야 한다는 뜻입니다. 히포크라테스가 말한 치료는 육체의 병을 제거하는 것이 아니라 인간을 감동시키는 전인적인 치료입니다. 병으로부터 인간을 지키는 것이 병을 인간에게서 몰아내는 것보다 더 원론적인 의술인 것만은 분명합니다. 그런 면에서 본다면 보완통합의학이 보나 예술에 가깝습니다.

선택의 문제에 직면할 때

수술을 잘할 것이라는 의사의 오만, 오래 살고 싶다는 환자의 욕심은 간혹 화를 부릅니다. 반면 주어진 대로 살겠다는 겸손함은 복이 되기도 합니다. 선택의 순간에서는 누구나 과욕을 경계해야 합니다.

"선생님 암은 도대체 몇 종류나 되나요?" "얼마나 살 것 같습니까?"

환자들은 자신이 도대체 어떤 암에 걸렸으며, 그 암이 어떤 경과를 보일 것인지 궁금해 합니다. 나는 환자가 궁금해 하는 것을 충분히 설명해준 다음 덧붙입니다.

"암은 인간의 모든 장기, 피부, 상피세포 등 살아있는 조직이라면 어디든 생깁니다. 심지어 혈액과 뼈에도 생기는데 약 270여 종입니다. 생기는 모양이나 크기, 환경 등 모든 게 다 다른 것을 고려하면 세계 인구와 똑같은 60억 가지라고 말할 수 있습니다."

내가 가장 많이 한 수술인 위암을 예로 들더라도 마찬가지입니다. 위암이 생기는 위치가 다를 뿐만 아니라 위암의 조직세포도 차이가 있습니다. 수술할 때 보면 병변의 위치나 모양, 크기, 나아가는 과정이나 환경 등이 하나같이 다 달랐습니다.

이렇다면 당연히 치료도 달라져야 합니다. 획일적인 치료 시스템으로 환자를 치료하는 것은 모순입니다. 같은 위암이라고 할지라도 그 치료는 환자의 여건에 따라 달라져야 합니다. 환자의 상태, 보호자의 태도, 환자의 경제력, 환자의 나이, 환자의 의지 등도 충분히 고려되어야 합니다. 때문에 환자마다 맞춤 치료가 되어야 하고, 치료의 방법을 선택하는 사람은 의사가 아니라 환자여야 합니다.

"나는 약물 치료 못하겠습니다. 죽더라도 편안하게 죽고 싶습니다."

내 환자 중에 예순을 갓 넘긴 교수가 있었습니다. 평균 연령에 미뤄보면 예순은 청춘이나 다를 바 없지만 그 환자는 욕심을 버렸습니다. 약물 치료의 부작용에 대해서 잘 알고 있었고, 치료로 고통을 겪고, 그것으로 인해 진통제에 절어 사느니 차라리 짧게 살더라도 편안하게 살고 싶다고 했습니다.

"약물 치료를 하면 이 정도에서는 통상적으로 1년 정도 더 사실 수 있습니다. 그러나 약물 치료를 안 한다면 보다 더 단축이 되겠지요. 약물 치료를 할 경우 메스꺼움, 구토, 탈모, 빈혈 같은 부작용이 올 수 있습니다. 약물 치료를 하지 않을 경우에는 병이 좀 더 빨리 진행되겠지요."

"저는 약물 치료를 안 하겠습니다. 좀 더 편하게 살다 가고 싶습니다."

"지금은 약물 치료를 안 받으신다고 하지만 나중에 후회할 수 있습니다. 한번 받아 보시고 결정을 내려도 늦지 않습니다."

나의 권유로 약물 치료를 시작했지만 딱 한 사이클을 받고는 그만두었습니다. 대신 면역력을 키워 암과 공존하는 방법을 선택했습니다. 그의 선택은 옳았습니다. 환자가 자신의 삶에 지금 만족하기 때문입니다.

그 환자는 3년 가까이 상태가 잘 유지되고 있고, 앞으로도 이대로만 유지된다면 서운하지 않게 사는 셈입니다.

반대로 내 환자 중 한 명은 수술을 선택했습니다. 당시 그는 이미 간암 4기였습니다. 처음 진료실에 들어왔을 때는 얼굴이 새카맣게 변해 있었습니다. 이미 죽음의 그림자가 드리워져 있었습니다. 몇 달 치료를 받으면서 상태가 호전되자 그는 과욕을 부렸습니다.

"선생님 수술을 해보겠습니다."

그 환자는 수술을 고집했습니다. 그도 그럴 것이 우리나라에서 가장 간암 수술을 잘한다는 분이 수술이 가능할 것이라고 했고, 그래서 수술 날짜를 잡아놓았다는 것입니다.

"한번 더 생각해보세요. 지금 상태로는 수술을 하는 게 의미가 없습니다. 이미 간에만 두 군데 암세포가 있고 크기도 상당해서 수술이 어렵습니다. 그리고 무엇보다 몸이 견디지 못할 것 같습니다."

그러나 환자는 수술을 강행했습니다. 수술의 결과는 예상대로였습니다. 개복을 해보니 이미 손을 쓸 수 없는 상태라 암세포가 전이된 림프절만 몇 개 걷어내고 다시 봉합해버렸습니다. 그 환자는 수술 후유증으로 몇 개월을 고생하고, 수술로 쇠약해진 몸을 추스르지 못해 지금도 고생하는 중입니다.

'수술을 하지 말라고 말릴 때 말을 듣는 건데'라며 후회하지만 이미 엎질러진 물입니다. 인체의 방어막을 인위적으로 깨뜨리는 가장 극단적인 방법이 수술입니다. 인체의 방어막을 깨뜨리더라도 수술을 함으로써 얻게 되는 이익이 더 크다면 수술을 강행합니다. 하지만 비슷비슷할 때는 수술을 포기하는 편이 낫습니다. 그 환자의 경우에는 수술을 하는 것과 하지 않는 것이 30 대 70, 혹은 20 대 80 정도로 수술을 하지 않는 편이 나아 보였지만, 욕심을 부린 것입니다.

치료를 하다 보면 선택의 문제에 직면할 때가 많습니다. 그럴 때 기준이 되는 것은 의사든 환자든 겸손함입니다. 수술을 잘할 것이라는 의사의 오만, 오래 살고 싶다는 환자의 욕심이 간혹 화를 부릅니다.

반면 주어진 대로 살겠다는 겸손함은 복이 되기도 합니다. 선택의 순간에서는 누구나 과욕을 경계해야 합니다.

수치는 중요하지 않다

치료가 잘되고 있는 경우와 잘되지 못하는 경우에 수치의 의미는 분명 다릅니다.
의학은 일종의 해석학입니다.

인체는 수량화 혹은 정량화의 틀에 가둘 수 없습니다. 현대 의학의 맹점은 숫자에, 컴퓨터로 분석 가능한 것에 의존한다는 것입니다. 예를 들면 통상 간 수치(GOT/GPT)를 정할 때 40 이하는 정상으로 봅니다. 만약 간 수치가 41-42가 나오면 분명히 정상에서 벗어난 수치입니다. 그러나 환자들에게 "간 수치가 높고 비정상입니다"라고 말을 하면 환자는 불안감이 커져서 단순히 수치만 높은 데도 불구하고 마치 간이 비정상적인 것처럼 느낍니다. 따라서 다음 검사 때까지 환자는 불안감을 떨쳐버리지 못합니다.

현대 의학적 관점에서 보자면 간 수치가 40이 넘어가면 분명히 정상이 아닙니다. 그러나 보완통합의학적인 시각으로 보면 그것이 꼭 정상이 아니라는 것으로 보지 말자는 것입니다. 치료가 잘되고 있는 경우와 잘되지 않는 경우에 42란 수치의 의미는 분명 다릅니다.

간 수치가 47이나 45에서 42로 내려갔다면 정상으로 봐도 무리가 없습니다. 그러나 36~37 정도에서 갑자기 40으로 올랐다면 정상이지만 그 원인을 반드시 따져봐야 합니다. 의학은 일종의 해석학으로 어떤 상황이냐에 따라 수치를 해석하는 기준이 달라집니다.

암 환사들 10명 중 9명은 수지에 예민합니다. 환자를 진료할 때 차트를 보고 있으면 10명 중 9명이 물었습니다.

“선생님, 오늘 어때요?”

“네, 아주 좋습니다.”

“수치가 어떻게 나왔는데요?”

아주 좋다고만 알아들으면 되는데, 의과 대학생도 아니면서 정확한 수치까지 묻는 환자나 보호자가 상당히 많았습니다.

그 외에도 복수가 차는 것 등도 환자들이 생각하는 것과 전혀 다르게 해석되는 면이 있습니다. 복수가 차면 많은 환자들은 불안감을 느끼게 되고, 이제는 자신의 병세가 마치 말기로 온 것처럼 낙담합니다.

복수가 찬다는 것은 영양 상태의 문제로 알부민이 떨어졌을 때 나타날 수 있습니다. 또한 암성 복막염으로 인해서 복수가 차기도 합니다. 복수가 찬다는 것은 어쩌면 환자의 생명을 지키기 위한 신체의 철저하고도 미세한 체계적인 방어 전략일 수도 있습니다. 복수란 완충액이 없어지면 우리 몸의 내부 장기는 더 많은 타격을 입을 수 있기 때문입니다.

이때는 복수가 찬 사실에 대해서 공포감을 심어주기보다 환자들에게 자신의 몸을 지키는 완충 작용이요, 병리·생리적인 현상이라고 격려하는 것이 오히려 바람직한 조치가 아닌가 생각합니다. 간수치가 40 이상 나왔다고 "간 수치가 정상치를 벗어나서 높네요"라며 직설적으로 말하기보다 "요즘 피곤한 일 있으셨습니까? 안정을 취하십시오"라고 위로하듯이.

문제는 환자와 보호자들입니다. 간혹 부주의한 의사도 있지만 대부분은 환자나 보호자들이 의사의 말을 잘 믿으려 들지 않습니다. 복수가 차서 어떻게 하느냐는 환자의 말에 크게 걱정 안 해도 된다고 해도, 여전히 걱정하는 환자들이 있습니다. 이들은 크게 걱정하지 말라는 말을 위로하기 위해서 하는 말이라고 지레짐작합니다. 그들의 머릿속에는 무조건 복수는 위험한 것이라는 생각이 박혀 있습니다. 꽉 막힌 환자들을 위해서 의사는 좀 더 친절하게 설명을 해줄 필요가 있지만, 대부분은 그 사실을 간과하거나 환자를 설득하는 걸 포기합니다.

암 치료는 분명히 수치와의 싸움이 아닙니다. 숫자에 연연할 필요가 없습니다. 몸 상태가 좋고 나쁜 건 환자가 바로 느낄 수 있습니다. 그런데 간 수치든 면역 수치든 수치를 알게 되면, 수치에 따라 몸 상태도 달라지는 것 같습니다. 수치가 잘 나오면 몸 상태도 좋은 것 같고, 수치가 나쁘게 나오면 몸 상태도 나쁜 것처럼 느껴집니다.

암 치료는 하루 이틀에 끝나지 않습니다. 그렇기 때문에 한번 수치에 연연하게 되면 나중에는 지치게 됩니다. 수치가 좋게 나오면 며칠 동안 행복하지만 조금 나쁘게 나오면 몇 주 동안 불안해합니다. 따라서 반드시 좋아진다는 자신감을 가지고 수치는 잊고 투병하는 게 바람직합니다.

나는 예외다

암은 노력한 만큼 살 수 있는 질병입니다. 어느 날 갑자기 교통사고를 당해서 죽거나 어이없는 사고를 당해서 죽을 수도 있습니다.
그에 비하면 암 환자는 충분히 죽음에 대한 대비를 할 수 있습니다.

진료실에 들어오는 초진 환자들을 보면 지푸라기라도 잡고 싶은 심정이라는 걸 알 수 있습니다. 열심히 살다가 어느 날 갑자기 검은 옷을 입은 암을 맞이한 사람들은 경황이 없습니다. 울어서 퉁퉁 부은 얼굴이거나 근심 어린 얼굴이거나 불만이 가득한 얼굴입니다. 환자들과 같이 들어오는 보호자들도 누구 하나 여유 있어 보이는 사람이 없습니다.

"선생님, 저 이래 가지고 살겠습니까?"

"그럼 사시지 않고요?"

환자들에게 나는 마지막 지푸라기입니다. 내 환자들은 몇 번 지푸라기를 잡았다가 놓은 사람들이 대부분입니다.

나를 찾아오는 환자들은 기존의 치료로는 암을 완전히 치료할 수 없다고 생각하는 사람들이 많습니다. 의학적 지식으로 그렇게 판단한 경우도 있지만 대부분은 치료에 실패한 경험이 있는 사람들입니다.

암 진단을 받은 이후 해당 암에 따라 수술 요법, 화학 요법, 방사선 요법으로 열심히 치료했지만 병세가 깊어지거나 호전되지 않자 인터넷을 뒤져 나에게 찾아오거나, 나에게 치료받은 환자들의 소개로 옵니다.

이 중에는 다시 재발해서 찾아오는 사람도 많습니다. 암은 불행하게도 재발을 잘 합니다. 수술 요법, 화학 요법, 방사선 요법 등을 모두 받고 난 후 완벽한 치료라고 생각했는데도 몇 개월 내에, 또는 몇 년 뒤에 재발하는 수가 있습니다. 한번 암 치료를 경험해본 사람들은 극도의 불안감과 절망감을 느낍니다.

간혹 모르는 게 약이 되는 경우가 있는데 재발 환자들에게 딱 맞는 말입니다. 이미 항암의 고통을 경험했으니 더욱 절망하고, 한번 치료를 받다 보니 반은 의사가 되어 '나는 몇 년을 살고, 내가 살 확률은 몇 퍼센트'라고 단정하는 것입니다.

"지금 속으로 나는 오래 살아야 6개월이라고 생각하시죠? '나는 예외다'라고 생각하세요. 제 환자 중에 석 달 산다고 한 분이 있는데 석 달 만에 다시 직장에 복귀해서 3년을 살고 계신 분도 있어요. 암은 그 누구도 모른다는 게 정답이에요."

내 말에 반신반의하는 환자에게 나는 따라하게 합니다.

"나는 예외다! 나는 살 수 있다! 나는 낫는다!"

암 치료는 어떻게 보면 단순한 원리입니다. 몸이 암을 버티면 그 만큼 생존하게 되고, 삶의 질 또한 높아집니다. 반대로 몸이 암을 버티지 못하면 죽음을 맞이하게 됩니다. 생과 사는 평행선상에 있다고 보면 됩니다. 그리고 생과 사를 가르는 눈금은 고정되어 있지 않고 저울추처럼 언제나 움직입니다.

"노력한 만큼 살 수 있습니다."

지푸라기라도 잡는 심정으로 온 환자들은 내 말을 듣고는 얼굴이 펴져서 나갑니다.

투병할 때 가장 큰 힘이 되는 것은 '나는 예외다'라는 생각입니다. 흔히들 말하는 몇 년 생존율은 무의미합니다.

실제로 암은 노력한 만큼 살 수 있는 질병입니다. 어느 날 갑자기 교통사고를 당해서 죽거나 어이없는 사고를 당해서 죽을 수도 있습니다. 그에 비하면 암 환자는 충분히 죽음에 대한 대비를 할 수 있습니다. 열심히 치료받고, 열심히 운동 하고, 잘 먹고, 잘 자고 마음을 비우면 어떤 상황이든 충분히 오래 살 수 있습니다.

'암에 걸렸지만 나는 산다! 암에 걸렸지만 나는 예외다! 다른 사람은 다 죽더라도 나는 살아난다!'

이러한 강력한 자기 암시가 절망의 수렁에 빠진 자신을 건져 올릴 수 있습니다.

세포를 춤추게 하라

가장 자연스러운 치료는 인간이 가진 본질에 입각한 치료일 것입니다.
인체가 가진 면역력을 최대한 증강시키는 것!

인간의 몸은 인간이 알지 못하는 메커니즘으로 이뤄져 있습니다. 206개의 뼈가 1톤 가량의 충격을 흡수할 수 있으며 망막에 있는 1억3천만 개의 세포는 어떤 카메라도 흉내낼 수 없는 다양한 상을 비춰줍니다. 1.4킬로그램밖에 안 되는 뇌에는 5백억 개의 신경세포가 하나의 소우주를 형성하고 있으며, 하루에 10만 번 이상 뛰는 심장과 20평 규모 아파트 넓이를 축소시켜놓은 폐, 모든 노폐물을 정화하는 신장은 우리 몸의 정상적 작동을 도와줍니다.

살아 있는 것은 그 자체가 기적입니다. 인간이 죽어서 남기는 것은 비누 서너 장을 만들 수 있는 지방과 코크스(cokes), 그리고 성냥개비 몇 개를 만들 수 있는 황뿐입니다. 코크스나 지방, 황이 삶을 가능하게 하지 않았을 것입니다.

그 기적의 중심에는 생체 방어 기구가 있습니다. 생체 방어 기구, 즉 면역(vaccination) 체계가 조화롭게 구성되어 있기에 우리 몸에 침투하는 균을 막아낼 수 있습니다.

그러나 그 무엇보다 더 신기한 것이 있습니다. 인간은 다른 동물에게 없는 정신과 영혼을 가지고 있다는 것입니다. 인간은 육체의 신비로움과 영적인 통찰력과 영감을 동시에 가진 유일한 피조물입니다.

따라서 가장 자연스러운 치료는 인간이 가진 본질에 입각한 치료일 것입니다. 인체가 가진 면역력을 최대한 증강시키는 것!

나의 경우 병증이 가벼울 때에는 의학에만 의존하기보다 인간의 자연 치유력을 존중하는 것이 좋다고 생각합니다. 감기에 걸리면 나는 물을 많이 마시고, 푹 쉬고, 마음을 편안히 하고, 기도하는 것으로 이겨냅니다. 아무리 독한 감기라 해도 하루 만에 이겨내기도 하고 길어도 며칠을 넘기지 않습니다.

똑같은 방법을 암 치료에 적용하면 어떻게 될까요?

몸 속에 암세포가 있더라도 암에 걸리기 전과 다름없는 생활을 하고 수명 또한 연장된다면 암세포가 몸에 있다는 사실이 크게 문제될 것은 없습니다. 암을 달래어 같이 잘 사는 것은 암과 싸워 이겨낼 방법이 신통찮기 때문에 차선책으로 선택하는 방법이지만, 그렇게 해서 잘 산다면 그것도 의미 있는 치료일 것입니다.

"조용히 좀 해. 가만 있어!"

암세포가 들썩거리지 않게 이렇게 달래며 사는 지혜를 익혀야 합니다.

이러한 공존의 지혜를 익히기 위해서는 몇 가지 갖추어야 할 것이 있습니다.

먼저 너무 조급해지지 말라는 것입니다.

"왜 암을 완전히 없애지 못하나요? 완전히 없애주세요!"

완전히 없앨 수만 있다면 완전히 없애는 것이 정답입니다. 암치료를 위한 첫 번째 방법은 수술이나 화학적 치료를 통해 일차적으로 암세포를 완전히 없애는 것입니다. 수술하고 빨리 회복하기 위해서는 끊임없이 기도하며, 회복이 빠른 음식을 먹고, 마음을 편안하게 가지고, 위로를 받는 것이 필요합니다.

두 번째는 면역력을 극대화하는 것입니다. 내 치료의 핵심은 환자가 가진 면역력을 극대화해서 암에 잘 견디게 만드는 것입니다. 나는 면역력을 높이는 의약품이나 치료 보조제도 처방합니다. 엄마 손은 약손이라고 만져주는 것, 나을 수 있다는 자기 확신, 침술, 요가 같은 운동, 항암 식품, 면역력 증강제, 종교, 아로마 치료, 가족의 사랑과 위로 등도 필요하다면 치료에 적극 이용할 수 있습니다.

그보다 더욱 적극 권하는 것이 가족간의 사랑과 마음의 평화입니다. 나는 'JTP'하라고 환자들에게 조언합니다. JTP란 기쁨(joyful),

감사(thanks), 기도(pray)의 영어 첫 글자만 딴 것입니다. 일상생활에 기뻐하고, 감사하고 그리고 기도하면 암으로 인한 두려움이 없어지고, 살아 있는 것 자체가 행복으로 느껴집니다.

맑은 하늘을 봐서 감사하고, 신선한 음식을 먹어서 감사하고, 가족과 함께 웃어서 기쁜 것. 이러한 삶의 재발견을 통해 진정한 삶이 무엇인지 깨달으면 암이 걸리기 전과 다르게 진정 행복한 삶을 얻을 수 있습니다.

기쁨을 느끼면 자연히 우리 몸의 세포는 춤을 추게 됩니다. 그러면 면역력이 저절로 높아지고, 면역력이 높아지면 삶의 질이 높아집니다. 항암치료를 하다 보면 면역력이 떨어져 감기만 걸려도 목숨이 왔다 갔다 하는 경우가 있는데, 당장 덜 아프게 됩니다. 인체가 가진 면역력은 특정 물질로도 어느 정도는 높일 수 있지만 궁극적으로는 육체와 정신적인 건강이 밸런스를 이룰 때 극대화됩니다.

오래 살고 싶으면 성격부터 바꿔야 한다

치유에서 가장 중요한 것은 자신감과 감사입니다. 투병에 성공하는 사람들은 낙천적이고, 의심하지 않으며, 알게 모르게 자연환경의 덕을 보고 있습니다. 또한 평소 먹는 것이 건강식이며 가족과 화목하게 살고 있습니다.

일반적으로 암은 진행이 빠른 암과 느린 암이 있습니다. 복부의 복막 쪽에 있는 암들이 전반적으로 진행이 빠릅니다. 십이지장암, 담낭에서 십이지장으로 가는 길인 담도에 생기는 담도암, 췌장암, 담도와 십이지장이 만나는 부위에 생기는 담도십이지장암, 박터씨암 등은 몇 개월에서 1년, 길어도 2년을 채 못 넘길 정도로 진행이 빠른 편입니다.

이와 더불어 혈액암인 백혈병과 상피세포라고 하는, 구강의 점막 같은 피부의 가장 바깥쪽에 생기는 상피세포암도 진행이 무척 빠릅니다. 반면 갑상선암, 유방암, 전립샘암은 세포의 성격상 암이 천천히 진행이 됩니다. 보통 5~10년 정도 생존율을 보이는데 관리만 잘 한다면 10년 이상도 살 수 있습니다.

빠르지도 않고 느리지도 않은 중간쯤 가는 암은 신장암, 뇌종양을 비롯한 뇌암입니다.

그러나 이러한 생존율을 나타내는 수치는 별 의미가 없습니다. 조기 발견을 하느냐 하지 않느냐, 그리고 관리를 어떻게 하느냐에 따라 결과가 전혀 다르기 때문입니다.

가장 좋은 것은 조기에 발견하는 것입니다. 차선책은 상황을 받아들이고 남은 시간을 얼마나 알차게 보낼지 고민하는 것입니다.

치유에서 가장 중요한 것은 자신감과 감사입니다. 투병에 성공하는 사람들은 그 이유가 있습니다. 장수하는 사람들은 낙천적이고 의심하지 않으며 알게 모르게 자연환경의 덕을 보고 있습니다(도시에서 장수하는 사람은 드물다). 또한 평소 먹는 것이 건강식이며 가족과 화목하게 살고 있습니다. 이 요소들은 투병을 잘하는 사람에게 그대로 적용됩니다. 투병을 성공적으로 이끄는 사람들이 이런 성향을 두루 갖추고 있습니다.

오래 살고 싶으면 우선 성격부터 고쳐야 합니다. 타고난 성격은 고칠 수 없다고 말할지 모르지만, 나는 고칠 수 있다고 생각합니다. 환자들을 통해 그런 경우를 보아왔기 때문입니다. 타고난 성격이 있다고 해도 보완이 가능합니다.

가장 쉽게 보완하는 방법은 종교를 가짐으로써 지금과는 전혀 다른 세계관으로 바꾸는 것입니다. 육신의 죽음보다 더 무서운 것은 영혼의 죽음입니다. 암으로 힘들고 어려운 나날을 보내고 있지만 그럼에도 '나는 참 행복한 사람'이라고 깨닫는 영적인 평안이 의심과 공포를 몰아내어 낙천적인 성격으로 만들어줍니다.

긍정적인 마음으로 확신과 감사에 차서 최선을 다해 치료를 받는 것과 늘 불평하고 의심하고 안 될 것 같다는 마음으로 치료를 받는 것은 그 결과에서 엄청난 차이가 납니다.

내가 치료를 포기하지 않고 받을 수 있으니 감사하고, 그래도 잘 먹을 수 있으니 감사하고, 잘 수 있고 쉴 수 있고 휴식할 수 있으니 감사하고, 대화하고 위로해 주는 가족이 있음에 감사하고, 대소변을 볼 수 있고 거동할 수 있고 걷고 이동할 수 있으니 감사하고, 뛰고 운동할 수 있는 데 감사하면 나는 참 행복한 사람이라는 것을 깨달을 수 있습니다. 바로 그 순간 치유의 역사가 시작됩니다.

환자의 어원은 인내입니다. 결국 환자(patient)는 병을 통해 인내(patience)하는 사람이란 뜻입니다. 많은 사람들이 암에 대해 두려움과 통증을 느낍니다.

그러나 적당한 통증을 느끼는 것은 내 몸이 살아 있다는 반증이므로 두려워하지 말고 적극적으로 받아들여야 합니다. 모든 것을 의학에 맡기고 환자가 아무것도 하지 않으려는 자세는 곤란합니다. 환자 스스로 용기를 내어 인내하며 이겨나가야 합니다.

환자는 마음을 넓게 써야 합니다. 살려면 공존의 지혜를 익혀야 합니다. 탐욕으로 뭉친 단단한 암세포를 풀어주는 것은 용서와 사랑입니다. 환자 스스로 암세포를 인정하고 내 몸에서 자라도록 일정 부분 빌려주는 담대한 자세가 필요합니다. 암은 밉지만 그렇다고 해서 미워하고 증오하고 스트레스 받으면 내 몸의 밸런스만 깨져서 면역력만 떨어지게 됩니다.

작게 손해 보는 것이 크게 손해 보는 것보다 낫습니다. 나를 괴롭히는 존재와 공존하기는 어렵지만 크게 욕심 부리지 않고 공존하다 보면 환자 스스로 깨닫는 것이 있을 것입니다. 그것은 암이 가져다준 선물로, 일반인들은 모르는 생의 기쁨일 수도 있습니다. 그 기쁨은 감사하는 마음을 가질 때 얻어질 것입니다.

최근에 왜 암이 더 많이 발생할까?

술과 함께 과식과 폭식, 담배를 같이 피우면 몸이 힘들어지는 게 당연합니다. 술과 담배는 모든 암에 70~80퍼센트 정도 연관이 있는 것으로 보고되고 있습니다.

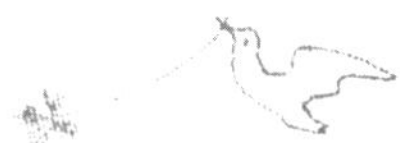

외래에서 암 환자들을 진료하다 보면 예전에 비해 분명히 암이 많이 발생하는 것을 피부로 느끼게 됩니다.

'왜 암이 많이 발생하는 것일까?'

곰곰이 생각해보지 않을 수 없습니다.

첫째, 한국 사람들의 기질인 '빨리빨리'하는 조급한 마음 때문입니다. 매사에 조급한 마음으로 일하고, 시간에 쫓기는 생활습관은 스트레스를 유발합니다. 참고, 인내하고, 기다리는 여유가 없는 마음이 암을 일으킵니다.

둘째, 서로 칭찬하는 분위기를 만들지 못하기 때문입니다. 경쟁이 지나쳐 내가 살기 위해 남을 밟고 올라서야 하는 전투적인 마음이 암을 부릅니다. 좀 덜 먹고, 덜 입고, 덜 가지고, 덜 쓰고, 덜 올라가면 되는데 너무 욕심을 내고, 너무 목표지향적인 삶을 살다 보니 대인관계에서 오는 스트레스를 제대로 풀 길이 없습니다. 자연적으로 기쁨과 감사와 웃음은 얼굴에서 사라지고, 대신 그 자리에 남은 맺힌 마음이 암을 부릅니다.

셋째, 거친 식사 때문이다. 현실적으로 아침을 잘 먹지 않는데다 밖에서 식사를 하는 사람들이 많습니다. 불규칙적인 식사습관, 너무 자극적인 식사, 편식과 과식은 암과 무관하지 않습니다. 감사할 겨를도 없이 식사를 하고, 가족과 대화하면서 식사를 즐기지도 못합니다. 한 번씩 회식이다 뭐다 해서 밤늦게까지 폭식하고 폭음하는 문화도 암을 조장합니다.

넷째, 밖에서 먹는 먹을거리의 오염도 간과할 수 없습니다. 농약으로 뒤덮인 중국산 음식이 우리 식탁의 50퍼센트 이상을 차지합니다. 많은 샐러리맨들이 이러한 음식을 먹고 살아가니 암이 안 생길 수 없는 것입니다. 간편하다는 이유로 패스트푸드를 먹는 것도 암을 일으키는 데 일조합니다. 또한 육류의 섭취는 늘어난 데 비해 과일과 채소의 섭취가 상대적으로 줄어드는 것도 문제입니다.

다섯째, 휴식도 운동도 없이 과로하는 것도 암을 부릅니다. 많은 샐러리맨들은 잠도 제대로 자지 않고 일을 하거나, 피로를 풀 겨를도 없이 다시 일터로 내몰리고 있습니다. 피로를 풀고 운동하고 목욕하고 배변하는 여유로운 삶은 꿈이 돼버렸습니다. 게다가 운동도 거의 하지 않고, 차를 타고 다니다 보니 걷지도 않습니다. 덧붙여 텔레비전을 시청하는 시간이 너무 깁니다. 똑같은 자세로 오래 텔레비전을 시청하는데다 가족과 정담을 나누지도 못합니다.

여섯째, 대기 오염과 발암 물질에 항상 노출된다는 점입니다. 자동차나 공장의 매연, 도심의 오염된 공기 속에는 무수한 발암물질이 들어있습니다. 이들은 암의 원인이 되는 물질입니다. 시내를 다니면서도 되도록 깨끗한 공기를 마시기 위해 노력해야 합니다. 가정에서는 공기청징기를 사용하는 것도 좋지만 그보다 나무와 화초를 잘 가꾸는 편이 낫습니다.

일곱째, 술과 담배도 죄목에서 비켜갈 수 없습니다. 우리나라의 술과 담배 소비는 가히 세계적입니다. 술과 함께 과식과 폭식, 담배를 같이 피우면 몸이 힘들어지는 게 당연합니다. 술과 담배는 모든 암에 70~80퍼센트 정도 연관이 있는 것으로 보고되고 있습니다.

이러한 이유로 암이 증가하고 있다고 생각됩니다. 예전에는 동네에서 암 환자를 한두 명도 보기 힘들었지만, 요즘은 아파트 한 동에 두 명은 있는 듯합니다.

암을 예방하거나 이겨내려면 위에서 예로든 생활은 반드시 피해야 합니다. 암은 느닷없이 오는 불청객이긴 하지만 요즘은 감기처럼 흔한 병입니다. 암뿐 아니라 현대의 병은 현재와 같은 상황에서는 만들어질 수밖에 없습니다. 경쟁 위주의 사회에서 받는 스트레스,

안전하지 못한 먹을거리와 각종 화학 물질 및 공해……. 평균 수명은 최근 20년간 15년이 늘었지만, 아이러니하게도 인간의 생존은 점점 위태로워지고 있습니다.

진짜와 가짜를 구별하는 지혜

한 가지 요법만으로 성공을 거두고, 여태까지 몰랐던 깜짝 놀랄 만한 의학적 성과를 거두었다고 한다면 그 요법은 피하는 게 좋습니다. 사람을 혹하게 하는 요법들이 정말로 많습니다. 이들 가짜의 공통점은 설익은 의학 지식을 드러낸다는 점입니다.

보완통합의학, 혹은 대체의학 요법으로 현재 우리나라에 알려진 것은 수 백여 가지나 됩니다. 침술, 동종 요법, 최면 요법, 마사지와 향기 요법, 명상과 이완, 영혼 치유, 시각화를 비롯하여 먹는 것으로 비타민 · 프로폴리스 · 숯 · 상어 연골 · 아가리쿠스버섯 · 미슬토 · 포도 요법 등 다양합니다. 전 세계적으로 다 하면 얼마나 될지 모릅니다. 이 중에는 그 효과가 검증되어 치료나 약품으로 인정받은 경우도 있지만, 근거가 미약한 것도 많습니다.

"누구누구는 ○○로 치료해서 다 나았대요."

이렇게 말하는 사람은 대부분 거짓말을 하는 경우가 많습니다.

투병에 성공하기 위해서는 한 가지 요법만 해서는 절대로 성공할 수 없습니다. 투병에 성공하려면 수술이나 화학 요법 등 기본적인 병원의 치료를 반드시 받아야 하고, 운동이나 내적 치유, 심신 요법 등 각종 보완통합의학적인 요법을 같이 써야 합니다. 다방면에서 암을 향해 진군해 들어가는 것입니다.

한 가지 요법만으로 성공을 거두고, 여태까지 몰랐던 깜짝 놀랄 만한 의학적 성과를 거두었다고 한다면 그 요법은 피하는 게 좋습니다. 사람을 혹하게 하는 요법들이 정말로 많습니다. 이들 가짜의 공통점은 설익은 의학 지식을 드러낸다는 점입니다.

예를 들면 숯이 인체의 독소를 해소할 수 있다고 주장하는 사람들이 있습니다. 간장독 속의 숯이 불순물을 걸러내는 것처럼 숯이 인체에서 필터 역할을 한다는 것. 이를 믿는 사람들은 숯을 이용해서 찜질도 하고, 목욕도 하고 그리고 먹기도 합니다.

찜질을 할 때, 목욕을 할 때, 먹을 때 등 그럴 듯한 방법을 내세워 치료를 하는 것처럼 현혹합니다. 하루에 몇 숟가락씩 먹어야 한다느니, 뜨거운 물에 숯을 풀고 들어가서 10분 동안 반신욕을 해야 한다는 등 수칙을 내세웁니다.

숯이 몸 안에 든 숙변은 빼내 줄 수 있을지는 모릅니다. 그러나 암은 숙변이나 체내 독소 때문에 생긴 병이 아닙니다. 반대로 숯은 다른 음식물과 약의 흡수를 방해할 수 있습니다. 이것은 암 환자에게 아주 치명적일 수 있습니다.

그 외에도 여러 요법이 있지만, 검증 없이 대체의학에 합류할 수는 없습니다. 임상적으로 효과가 확인된 경우는 대개 약의 형태로 나와 있습니다. 그렇지 않은 경우는 모두 단순 건강 식품이거나 유해 식품입니다.

효능이 인정된 경우는 몇 가지 없는데, 겨우살이에서 채취하는 미슬토를 이용한 미슬토 요법은 아직도 연구 중이지만 독일의 보완통합의학계에서는 널리 쓰이는 요법입니다. 항암력이 있는 베타글루칸이 주성분인 아가리쿠스버섯 또한 그 효능을 다소 인정받아 지금까지 살아남은 것입니다.

완전히 과학적으로 입증되지는 않았지만 침술은 암 환자의 통증 조절에 다소의 효과가 있다는 증거가 있습니다. 동종 요법은 대체요법으로 많이 다루어지지만 암 환자에게는 의미가 없어 보입니다. 최면 요법은 불안과 오심(메스꺼움)과 구토를 다소 억제할 수도 있습니다.

명상과 묵상을 통해 내적 평안에 도달할 수도 있고, 마사지와 향기 요법으로 긴장을 풀 수도 있습니다. 이완과 시각화를 통해 암세포를 죽이는 것, 즉 면역 세포가 싸워 이기는 상상을 함으로써 암 치료에 도움이 된다고 말하는 사람도 있습니다.

반면 여러 가지 비타민을 먹는 것이 유행이지만 암을 줄인다는 설득력 있는 증거는 잘 보고되지 않고 있습니다. 일부 의학계에는 보고되어 있지만 논란의 여지가 있어 아직은 모두가 받아들이기에 설득력이 부족해 보입니다.

또 식이 요법을 한다며 많은 양과 음식을 시간대에 맞추어 먹는 요법도 있습니다. 심리적인 위안 같은 다소의 효과가 있을 수도 있지만 한 가정에서 식단대로 하기에는 힘들어 보입니다.

식단대로 하면 과학적인 인상을 줄 수 있으나 실제적으로 환자 삶의 질은 떨어질 수도 있습니다. 왜냐하면 하루 종일 먹는 것만 생각하다가 하루를 다 보내는 격이 될 수 있기 때문입니다.

환자가 해야 할 것은 먼저 약을 먹어야 합니다. 그 다음에는 음식을 잘 먹어야 합니다. 경제적인 여건에 따라서 건강 보조 식품을 병용할 수 있으나 신뢰할 수 있는 의사와 꼭 상담한 후에 먹는 것이 현명합니다.

두 번째

암에 4기가 있다면 인간에겐 5기가 있다

가장 먼저 투병에 성공한 선배를 찾아가라

이제부터라도 거꾸로 한번 살아보세요

암에 걸린 사람이 해야 할 12가지 일

비타민보다 더 생기를 주는 웃음 요법

건강 식품의 신화는 있어도 실체는 없다

암보다 항암제가 더 위험할 수 있다

의사를 잘 만나면 30퍼센트는 성공한 투병이다

암에는 4기가 있지만 인간에게는 5기가 있다

서로 입장을 바꿔놓고 들어라

가족과 기쁘게 먹는 식사가 보약이다

먹어야 할 것과 먹지 말아야 할 것

아침마다 지겨운 피검사를 안 해도 된다

세상에는 원인을 모르는 일이 많다

너무 힘든 운동은 피하고 내 몸에 맞는 운동을 찾아라

해가 진 뒤에는 분을 품지 말라

가장 먼저 투병에 성공한 선배를 찾아가라

무엇보다 성공한 사람의 존재 자체는 투병하는데 용기를 줍니다.
어찌 되었든 그는 살아났고, 그렇기 때문에 그렇게만 하면 나을 것 같은 희망을 찾을 수 있습니다.

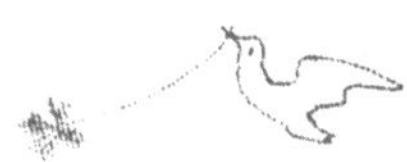

암이라는 진단을 받았다면 가장 먼저 해야 할 일은 정보를 수집하는 일입니다. 투병은 순간순간 선택의 연속입니다. 어떤 것을 먹을 것인가, 치료를 계속 받을 것인가 받지 않을 것인가, 이 병원에서 치료를 받을 것인가 저 병원에서 치료를 받을 것인가, 검사를 받을 것인가 받지 않을 것인가 등등.

암 투병의 성공 유무는 투병 과정에서 얼마나 시행착오를 줄이느냐와 밀접한 관련이 있습니다. 시간이 많이 있는 것도 아닌데다 치료의 부작용 역시 만만치 않기 때문에 더욱 그러합니다. 따라서 투병에 성공한 사람들의 경험담은 그것 자체로 좋은 정보가 될 수 있습니다. 이런 의사가 좋은 의사다, 어느 병원 아무개 의사가 수술을 잘한다, 어떤 치료를 했더니 부작용이 이러 저러 하더라 등의 모든 경험담이 살아 있는 정보인 것입니다.

암에 대한 정보는 한편으로는 너무 많고, 또 한편으로는 너무 적습니다. 쓸 데 없는 정보는 넘쳐나고 그 정보를 취합해서 환자의 눈높이에 맞춰 필요한 정보로 만들어주는 코디네이터는 너무 없습니다.

나는 암을 치료하는 의사가 이러한 코디네이터 역할을 해주어야 한다고 생각합니다. 환자나 보호자의 입장에서는 최대한 많은 자료를 구하고 싶고 명쾌한 조언을 듣고 싶어하기 때문입니다. 그러나 불행하게도 우리나라에서는 현실적으로 이러한 조언을 해주는 의사가 드뭅니다. 투병에 성공한 선배를 찾아가라는 데는 이런 이유도 있습니다.

또한 투병을 성공적으로 한 사람들은 투병 과정에서 익힌 노하우가 있습니다. 투병에 성공한 환자나 보호자는 이미 반쯤은 의사가 되어 있습니다. 이들은 의사들이 미처 말해주지 않은 것을 경험에 비추어 말해줄 수 있습니다. 뭘 먹으니 어떻더라, 어떤 치료를 받으면 너무 힘든데 그때 너무 겁을 먹지 말아라, 하는 것과 같은 조언들입니다.

무엇보다 성공한 사람의 존재 자체가 투병하는 데 큰 용기를 줍니다. 어찌 되었든 그는 살아났고, 그렇기 때문에 그렇게만 하면 나을 것 같은 희망을 찾을 수 있습니다. 희망은 의지를 불타오르게 하고 의지대로 실천하게 합니다. 따라할 만한 역할 모델로 누군가를 정해 놓으면 확신을 가지고 투병 생활을 해나갈 수 있습니다.

'저 사람도 살았는데, 저 사람이 쓴 방법을 따른다면 나도 일어날 수 있을 거야!'

이러한 용기와 확신은 투병 과정에서 가장 필요한 것입니다.

간혹 그런 모델을 책으로 만날 수도 있지만, 그보다는 실제로 만나기를 권합니다. 책에서는 다 못하는 말이 있고, 공론화할 수 없는 것이 있습니다.

만약에 투병을 하면서 홍삼 삶은 물을 매일 먹었다고 하면 그것이 암에 효과가 있는지 없는지 어떤 의사도 말할 수 없습니다. 나 같은 경우 환자가 이렇게 물어오면 "큰 기대는 하지 말고 먹어보고 좋은 것 같으면 계속 드세요"라는 조언이나 홍삼의 좋은 점 정도는 설명해 줄 수 있습니다. 그러나 그것을 일반화시키지는 못합니다. 그러나 투병에 성공한 선배는 이러한 경험을 다른 환자에게 솔직하게 말할 수 있을 것이고, 환자들은 나름대로 판단해서 따라할 수도 있을 것입니다.

나는 암 투병에 성공한 두 명의 의사를 책과 기사를 통해 간접적으로 알고 있습니다. 한 사람은 의사들이 보아도 무척이나 운이 좋은 경우입니다. 단 한 번의 화학 요법으로 관해(암세포가 없는 상태)가 되었고, 아직까지 재발하지 않은 채 잘살고 있습니다.

다른 한 분은 젊었을 때 이미 암에 걸려 휘플씨 수술이라는 위와 장을 연결하는 대수술을 받았고, 그 뒤에 다시 재발한 경우입니다. 일흔을 앞두고 암에 걸려 이번에도 대수술을 받았습니다. 두 번의 수술로 인해 이분의 장기구조는 일반인과 전혀 다릅니다. 의사 입장에서 이분을 보면 참으로 운이 없는 경우인데도 기적처럼 살아났습니다. 그렇기에 대중적으로 많이 소개되지는 않았지만 이분의 경험은 참으로 소중한 자료가 됩니다.

투병에 성공한 사람들은 공통점이 있습니다. 경험자를 많이 만나라는 것은 바로 이러한 공통점을 스스로 깨달아라는 뜻입니다. 의사가 열 번 설명해주는 것보다 실제로 눈앞에서 한 번 보는 게 더 실감이 나게 마련이기 때문입니다.

운이 좋아서 투병에 성공한 경우는 극히 드뭅니다. 운이 좋다고 하더라도 그분들이 한 노력은 분명히 있습니다. 투병에 성공한 대부분의 사람들은 투병하는 동안 철저한 자기관리를 합니다. 운동을 하고, 좋은 음식을 먹고, 치료를 열심히 받고, 긍정적인 사고를 가지는 것 등입니다. 물론 이러한 경험담은 반드시 검증을 받아야 합니다. 꼭 사이비가 끼어들게 마련입니다. 약을 팔 목적이든 다른 목적이든 일부러 거짓 정보를 흘리는 사람도 많습니다.

"믿을 만한 경험자나 의사에게 이러한 요법에 대해서 이야기를 들었는데 근거가 있는 것입니까?"라고 물어보면, 대부분의 의사들은 들어본 적 있고 수긍이 갈 만한 내용이면 '그렇다'고 대답할 것이고, 진실성이 떨어지는 듯하면 '사이비' 판정을 내릴 것입니다.

투병에 성공한 사람들의 조언이 필요한 또 다른 이유는 시행착오를 줄일 수 있기 때문입니다. 암 환자들은 정해진 시간 안에 가장 효과적인 치료를 받아야 하는 사람들입니다. 이들의 조언은 투병을 할 때 중요한 것과 중요하지 않은 것을 구별하는 데 도움이 될 수 있습니다.

암에 걸렸다고 하면 주변 여기저기에서 몸에 좋다는 것, 몸에 좋다는 요법 등에 대해서 혹하게 말을 합니다. 믿을 만한 곳에서 알아봤다며 모두들 조언을 아끼지 않습니다. 암 환자는 조급한 마음에 이것저것 다 해보고 싶지만, 현실적으로 이들을 다 해보는 것은 무리입니다.

앞에서 예를 든 이러한 이유로 경험은 참으로 중요합니다. 암 환자들은 원칙도 지켜야 하지만, 그 원칙에 대입한 경험이야말로 암 환자에게 실제 필요한 정보입니다. 그런데 한 가지 유념해야 할 것이 있습니다. 반드시 믿을 만한 경험자를 찾아가라는 것입니다!

이제부터라도 거꾸로 한번 살아보세요

지금까지와 달리 거꾸로 살아보는 것! 이것이 환자가 암과의 싸움을 시작하는 첫 발걸음입니다. 환자들은 이제까지와 다른 생활을 한번 해봄으로써 삶에 밸런스를 찾아갈 수 있습니다.

떠나야 할 때를 알고 떠나는 자의 뒷모습은 아름답다고 합니다. 사람은 누구나 태어나고 늙고 한 번은 병들고 그리고 죽게 되어 있습니다. 죽음을 무시할 수는 없지만 그렇다고 늘 생각할 수도 없고, 생각해보아야 해결할 수도 없습니다. 이것은 심오한 자연의 법칙이기도 합니다. 그러나 건강할 때는 전혀 생각지 못하던 것이기도 합니다.

상처가 있는 것들은 아름답습니다. 늦여름 다른 풀들이 무성할 때 붉게, 노랗게 이른 단풍이 지는 잎들도 있습니다. 상처가 있었거나 약한 잎들입니다. 그렇게 아파 보이는 것에 자꾸 손이 가고, 마음이 가고, 자주 바라보게 됩니다.

"어떻게 살아왔는지 한번 뒤를 돌아보세요."

나는 환자들에게 '무엇을 먹어야 건강해질까? 어떤 약이 특효약일까'를 물으러 다니기 전에 '내가 어떻게 살아왔을까? 앞으로 어떻게 살아갈까?'라는 존재론적인 질문을 한번 해보라고 권합니다.

암에 걸렸다는 사실 자체를 있는 그대로 받아들이는 것이 중요합니다. 그러나 대부분의 사람들은 암에 걸렸다고 하면 '하필이면 왜 내가 암에 걸렸을까? 이럴 수는 없어!' 하며 부정하기에 급급합니다.

암에 걸린 사실 자체를 받아들이고 내가 왜 암에 걸리게 되었는지 그 원인을 차분하게 생각해볼 필요가 있습니다. 그 이유를 생각하고 싶다면 더욱더 지금까지의 삶을 한번 뒤돌아보아야 합니다. 먼저 건강이란 무엇이며, 왜 건강을 해쳤는가? '건강과 질병과의 관계'는 무엇인가를 생각해봐야 하는 것입니다.

인간에게는 인격이 있습니다. 인격에는 지식, 마음, 의지, 건강한 몸이라는 네 가지 요소가 있습니다. 모든 사람이 '죽을 병'이라고 인식하고 포기하는 암에 걸렸더라도 인격적으로 자신을 돌아보고, 인격적으로 치료하고 접근해야 인간적인 삶이 가능합니다.

건강한 몸이란 육체적, 정신적, 영적 그리고 사회·환경적으로 모든 관계가 밸런스를 잘 이루는 상태라고 말할 수 있습니다. 즉 우리의 몸이 인격적으로 건강해지려면 이러한 인격적 요소가 서로 조화를 이루어야 하는 것입니다.

건강(health)은 단지 질병이 없는 상태가 아니라 육체적, 정서적, 영적, 사회적으로 안녕한(well-being state) 상태라고 정의 내릴 수 있습니다. 이렇게 볼 때 병을 단지 육체적인 관점에서만 해석하고 치료하려는 데에는 문제가 있습니다. 정신적, 사회적, 영적인 상태의 건강을 무시하거나 간과해서는 안 되는 것입니다.

"암을 다시 한 번 삶을 점검하는 계기로 삼으십시오. 지금까지와는 다른 삶을 발견하라는 뜻인지도 모릅니다."

나의 조언에 대부분의 환자들은 수긍합니나.

만약 예전의 생활 방식이 잘못되었다면 송두리째 바꿔야 합니다. 자신에게 함부로 한 것을 바로잡아 나가야 합니다. 경쟁적으로 살았다면 경쟁에서 한발 물러나는 태도를 취하고, 충분한 휴식을 취하지 않고 과로했다면 푹 쉬어야 합니다. 끼니를 대충대충 때우고 살았다면 제대로 된 식사를 하고, 운동을 전혀 안 했다면 지금부터라도 운동을 해야 합니다. 그리고 미워하는 사람이 있다면 용서해야 합니다.

"거꾸로 한번 살아보십시오. 스스로 생각해서 너무 각박하게 살았다면 이제 좀 느슨하게, 느슨하게 살았다면 시간 계획을 짜서 좀 더 계획성 있게 한번 살아보세요."

환자들은 대부분 과연 '거꾸로 살 수 있을까?' 하고 반신반의합니다.

내 환자 중 한 분은 고등학교 교사인데 교안을 마련하기 위해서 밤을 새워야 직성이 풀릴 정도로 언제나 완벽주의자입니다. 이분은 이대로 투병을 한다면 약을 정해진 시간에 먹기 위해 하루 종일 시계만 들여다보고 살 분입니다. 식사도 식단을 짜서 정해진 양만큼 먹기 위해 하루에 몇 번씩 마트를 들락거릴지 모릅니다. 나는 이분에게 지나치게 준비하며 살지 말라고 조언했습니다.

반면 다른 환자 한 명은 너무 계획성 없는 삶을 살고 있습니다. 밤에 잠을 안자고 일을 몰아서 하는 등 생활이 불규칙했습니다. 이분에게는 계획을 세워 생활해 보라고 권했습니다. 이런 분은 약도 정해진 시간에 먹지 않고 심지어 하루 이틀씩 건너뛸 분입니다. 이런 식으로 투병 생활을 하는 것은 의미가 없습니다.

지금까지와 달리 거꾸로 살아보는 것! 이것이 환자가 암과의 싸움을 시작하는 첫걸음입니다. 그러기 위해서는 성격을 바꾸고 습관을 바꾸며 뼈를 깎는 노력을 해야 하는지도 모릅니다. 분명한 것은 환자들은 이제까지와 다른 생활을 한번 해봄으로써 삶에 밸런스를 찾아갈 수 있습니다.

암에 걸린 사람이 해야 할 12가지 일

자신을 드러내는 작업을 하는 것도 필요합니다. 그림을 그리거나, 흙으로 만들기를 하거나, 연주를 하거나, 노래를 부르는 등의 예술적 행위는 그동안 보여주지 못했던 자신을 드러내는 데 도움이 됩니다.

암에 걸리면 어떤 면에서는 좀 독해질 필요가 있습니다. 표독해지라는 것이 아니라 의지가 강해져야 한다는 뜻입니다. 예전처럼 살면서 투병할 수는 없는 노릇입니다. 처음에는 좀 하기 싫더라도 꾸준히 노력해서 투병을 생활로 받아들여야 합니다. 그리고 투병하는 삶 자체를 즐겨야 합니다.

암에 걸렸을 때 가장 첫 번째로 해야 할 것은 암에게 선포를 하는 것이다. "나 괜찮아!" "나 잘 해나가고 있어!" "나 다 나았어!"라고 선포한다면 암의 고통과 불안에서 조금은 벗어날 수 있을 것입니다.

두 번째로 할 것은 지금까지의 삶을 돌아보아 후회스럽고 정리해야 될 부분이 있다면 빨리 정리하는 일입니다. 내 삶에 영적 기쁨과 정신적 건강을 얻기 위해서는 과감하게 정리를 해야 합니다.

세 번째는 가족들에게 도움을 구하는 일입니다. 투병 사실을 알리고 할 수 있는 모든 방법을 동원해달라고 요청합니다.

네 번째, 기존의 의학적인 치료를 우선적으로 받아야 합니다. 부작용이 우려된다고 하지만 일단 시도해봐야 하는 방법입니다. 부작용이 너무 심하거나 도저히 견뎌내지 못할 것 같으면 포기하더라도 일단은 한 사이클 정도의 치료는 받아보고 그때 결정해도 됩니다. 나중에 '그때 치료를 받아보는 건데 …' 하고 후회할 수도 있기 때문입니다.

다섯 번째, 잘 먹어야 합니다. 가족과 떨어져 혼자 식사하지 말고 언제나 가족들과 즐겁게 식사를 하도록 합니다. 믿을 만한 재료로 만든 음식을 골고루 먹도록 합니다.

여섯 번째, 여유가 있다면 면역 요법을 실시해보도록 합니다. 면역력을 증강시켜주는 각종 요법들이 있습니다. 면역 증강제를 주사나 약으로 먹는 방법도 있지만 돈 안 들이고 하는 웃음 요법 같은 것도 있습니다.

일곱 번째, 가장 중요한 정신 요법으로 '나는 낫는다'는 확신과 자신감을 가지도록 합니다. 행복하다, 기쁘다, 해낼 수 있다, 나는 사랑받고 있다, 나는 꼭 필요한 사람이다 같은 긍정적인 생각만 하도록 합니다.

여덟 번째, 이왕이면 건강이 허락하는 범위 안에서 하던 일을 계속하며 사람들과 단절되지 않도록 합니다. 산속으로 혼자 요양을 가면 좋은 공기는 마실 수 있을지 몰라도 고립감이나 외로움을 느낄 수 있습니다. 가장 좋은 것은 가족의 보호를 받으며 가족과 같이 투병하는 것입니다.

아홉 번째, 반드시 운동을 합니다. 걷기나 태극권이나 등산같이 힘은 많이 들지 않지만 운동 효과는 좋은 것들이 있습니다. 일주일에 두 번 이상 가볍게 땀이 날 정도로 운동하며 몸 상태에 맞게 운동량을 조절해가는 게 좋습니다. 특히 좋은 공기를 마시며 걷는 것은 면역력 증강에 많은 도움을 줍니다.

열 번째, 신앙을 가지는 것이 좋습니다. 불안과 공포, 외로움을 이겨내는 가장 좋은 방법은 신앙을 가지는 것입니다. 신앙의 힘은 내적 에너지가 되어 인간이 가진 능력 이상을 발휘하게끔 합니다.

아프면 자꾸 위축되기 쉽고 자신 안에 갇힙니다. 그러나 아플수록 밖으로 눈을 돌려야 합니다. 다른 사람을 위해 봉사하고 그들과 나누고자 해야 합니다. 자신의 것을 비워내면 그 빈자리에 무엇인가 채워집니다. 그 눈에 보이지 않게 채워지는 것이야말로 삶의 의미를 되새기게 합니다.

열한 번째, 무엇보다 휴식을 취해야 합니다. 육체적으로나 정신적으로 긴장을 풀고 번잡한 것에서 한발 물러나도록 합니다. 무리가 가지 않는 범위 내에서 여행을 하는 것도 좋습니다. 여행을 하다 보면 머릿속을 짓누르던 것들이 상당 부분 정리됩니다.

마지막으로 자신을 드러내는 작업을 하는 것도 필요합니다. 그림을 그리거나, 흙으로 만들기를 하거나, 연주를 하거나, 노래를 부르는 등의 예술적 행위는 그동안 보여주지 못했던 자신을 드러내는 데 도움이 됩니다. 이런 작업을 하면서 평소에 숨기고 있던 내면의 것들을 드러낼 수 있습니다. 슬픔이나 분노, 탄식 같은 것들은 드러내면 드러낼수록 개운해집니다. 혼자 흙으로 그릇을 빚는 등 작업을 하면서 작업하는 대상과 끊임없이 이야기를 하는 것도 좋습니다.

투병 생활은 분명히 이제까지 살아온 것과는 전혀 다른 삶이 될 것입니다. 투병 생활이 즐겁고 의미가 있다면 암을 이겨낼 수 있습니다. 반대로 고통스럽게 받아들인다면 암에 질 수 있습니다.

비타민보다 더 생기를 주는 웃음 요법

인간의 뇌는 큰소리로 "하하하!" 하고 기분 좋아서 웃는 웃음과 일부러 웃는 웃음의 차이를 구분하지 못합니다. 노력해서 크게 웃는 것이나 기분이 좋아서 크게 웃는 것이나 효과는 같습니다.

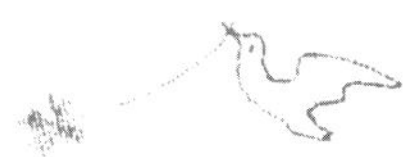

어른이 되면 점점 웃는 법을 잊어갑니다. 어린아이는 아무것도 아닌 것도 보고 재미있어 하며 잘 웃습니다. 그러나 병에 걸리면 웃을 일이 없어집니다. 어린아이와 같은 마음으로 돌아가는 것이 중요합니다. 웃는 것은 쌓여 있던 어떤 눅눅하거나 찜찜한 감정, 의심하거나 분노하는 감정을 순식간에 소진시키는 효과가 있습니다.

가장 좋은 것은 평소에 어린아이와 같이 잘 웃으며 자신의 감정을 드러내는 데 솔직해지는 것입니다. 매사에 감동을 느끼면 잘 웃게 됩니다. 가랑잎만 봐도 웃는다는 낭랑 18세처럼 생활에서 소소한 것에 감동을 느끼는 것이 좋습니다. 이왕이면 웃을 때 크게 소리내어 웃는 습관을 들여놓으면 도움이 됩니다.

나는 환자를 웃게 하는 것이 비타민을 먹는 것보다 더 좋다고 생각합니다. 그런 이유로 나는 웃음을 적극 전파합니다. 내가 가장 자신 있게 쓰는 요법 중 하나는 웃음 요법입니다.

"한번 웃어보시지요."

"뭐 웃을 일이 있겠습니까?"

팔짱을 낀 채 잔뜩 화가 난 사람처럼 앉아 있는 환자를 위해 나는 잠깐 서비스를 합니다.

"저를 한번 쳐다봐주세요."

"조금 우습네요."

개그맨처럼 웃기자 어처구니가 없다는 듯이 피식 웃음을 터뜨립니다.

몸이 아프게 되면 가장 먼저 없어지는 것이 웃음입니다. 환자뿐 아니라 환자 가족 모두 웃을 일이 없어집니다. 냄비 바닥에 눌어붙은 양념처럼, 슬프고 우울한 감정의 응어리가 떨어지지 않고 언제나 마음의 한쪽에 그늘을 드리웁니다. 언제 죽을지 모르는 절망과 공포, 경제적 어려움, 극심한 고통으로 다들 위축됩니다. 멀리서 보더라도 암 환자들은 확연히 구분될 정도로 표정이 딱딱하게 굳어 있습니다.

웃음은 하나님이 인간에게만 허락한 것으로 동물은 웃지 않습니다. 우리가 크게 웃을 때 각종 킬러 세포들이 살아납니다. 웃음이야말로 면역력을 키워주는 가장 확실한 항암제입니다. 진정으로 우러나는 웃음이야말로 약이지만, 억지로 웃는 웃음도 나쁘지 않습니다. 우습지 않더라도 큰소리로 웃는 연습을 하면 웃게 됩니다.

"하하하하 소리 내어 크게 큰 소리로 2분 이상 횡경막이 떨리도록 웃어보십시오."

나는 환자에게 주문하고 곧 바로 시범을 보입니다.

환자들은 머쓱하게 쳐다보거나 마지못해 따라합니다. 어떤 환자는 팔짱을 끼고 '뭐 이런 의사가 다 있어' 하는 눈빛으로 나를 쳐다봅니다. 속으로 저 의사를 과연 믿어도 될까 싶은 생각을 할 것입니다.

"하하하" 하고 크게 웃으면 엔도르핀 분비가 촉진됩니다. 순간적으로 살짝 미소를 짓는 것만으로는 엔도르핀이 분비되지 않습니다. 엔도르핀은 뇌하수체 후엽에서 분비되는 일종의 화학물질로 기분을 좋게 해주는 물질이자 모르핀처럼 고통을 덜 느끼게 하는 진통제 역할을 합니다. 웃다 보면 걱정과 근심이 사라지는 것도 이런 이유 때문입니다. 웃으면 편안해지고 담대해집니다.

처음 나의 진료실로 들어올 때는 지푸라기라도 잡는 심정으로 들어왔지만 나갈 때는 환자들이 웃으면서 나갑니다. 다음 진료에 나를 찾아올 때는 환자들이 좀 더 잘 웃습니다. 한번 크게 웃으면 다음에는 더 쉽게 웃을 수 있습니다.

재미있는 사실은 인간의 뇌는 큰소리로 "하하하" 하고 기분 좋아서 웃는 웃음과 일부러 웃는 웃음의 차이를 구분하지 못한다는 점입니다. 노력해서 크게 웃는 것이나 기분이 좋아서 크게 웃는 것이나 효과는 같습니다.

가장 좋은 방법은 저절로 큰소리로 소리 내서 웃는 것입니다. 그러나 어른들은 어린아이들처럼 큰 소리를 내서 웃는 법을 잊어버렸습니다. 그렇기 때문에 일부러 큰 소리를 내서 웃는 법을 연습하는지도 모릅니다.

"선생님, 텔레비전을 보고 웃어도 되나요?"

"바보상자 보면 웃음이 나오나요?"

간혹 집에서도 웃으라고 하면 엉뚱한 질문을 하는 환자들도 있습니다. 웃기 위해서 노력하는 것도 좋지만, 코미디 프로그램이나 보면서 웃는 것은 별로 권하고 싶지 않습니다. 텔레비전을 보느라 뇌가 피곤해지기 때문입니다. 가장 좋은 방법은 가족들과 함께 웃는 것입니다. 가족 중에 우스갯소리를 잘하는 사람이 있으면 더욱 좋습니다. 거꾸로 가족들은 환자를 웃게 하기 위해 몇 가지 우스갯소리를 알아두는 노력을 기울여야 합니다.

나는 길을 가다가도, 연구실에 혼자 있다가도 잘 웃습니다. 억지로 웃는 게 아니라 그냥 웃어집니다. 그 비결은 하나님이 오늘도 나를 이렇게 즐겁게 해주셨다고 생각하는 것입니다.

웃음은 하나님이 인간에게만 내려준 축복이자, 내가 모든 환자에게 처방하는 면역 증강제입니다. 환자가 아니더라도 그 축복을 잘 활용하는 것이 좋습니다.

건강 식품의 신화는 있어도 실체는 없다

어떤 특정 물질이 임상에서 인정을 받으려면 험난한 과정을 거칩니다. 인정받는데 걸리는 기간이 10년씩 혹은 몇 10년씩 걸릴 수 있습니다. 약과 식품, 건강 보조 식품의 경계는 인체 반응 정도로 구분합니다.

암 투병을 하다 보면 시행착오를 겪을 수 있습니다. 시행착오를 줄일 수 있는 가장 확실한 방법은 담당 의사에게 물어봐서 그때그때 의문을 해결하는 것입니다. 그러나 우리의 의료 여건상 담당 의사가 해줄 수 있는 조언은 한정되어 있습니다. 그렇더라도 자꾸 물어서 답을 구하고, 애초부터 질문에 대답을 잘 해주는 의사를 만나도록 합니다.

환자들이 하는 질문은 대부분 어떻게 대답하든 논란의 소지가 있는 질문들입니다. 특히 식품에 관한 질문의 경우에는 무조건 먹지 말라고 할 수도 없고, 그렇다고 먹으라고 할 수도 없습니다.

흔히 항암에 좋다고 암 환자들 사이에 입소문이 난 것들은 홍삼, 인삼, 상어 연골, 프로폴리스, 상황버섯, 비타민 C, 청국장 등입니다.

나는 이 경우 환자가 먹을 수 있고 먹고 싶다면 먹으라고 합니다. 그것이 치료에 어떤 영향을 끼칠 것이라고는 생각하지 말고, 몸에 좋은 식품으로 생각하고 경제적으로 부담이 없는 범위 내에서 먹어도 된다는 입장입니다.

사람들은 건강 보조 식품을 치료용으로 인정받은 면역력 증가제와 일반 식품 사이의 중간쯤 되는 것으로 많이들 생각합니다. 물론 간혹 치료 효과가 아주 미미하게나마 나타나는 식품도 있습니다. 그러나 대부분은 일반 식품에 가깝다고 생각하면 됩니다. 따라서 큰 기대를 안 하고 먹는 게 좋습니다.

치료 효과가 어느 정도 인정된다고 하더라도 특정 성분이 어느 정도 들어있는지 함량과, 그 성분을 제대로 추출했는지가 문제가 됩니다. 제품에 따라 너무 적게 들어 있을 수 있고, 제대로 된 방법으로 추출하지 않으면 의미가 없는 경우도 있습니다. 따라서 이 경우 믿을 수 있는 회사의 제품을 선택하는 안목이 필요합니다. 덧붙이자면 이런 제품들은 수입과 통관 절차가 까다로울 수도 있습니다.

어떤 특정 물질이 임상에서 인정을 받으려면 험난한 과정을 거칩니다. 인정받는 데 걸리는 시간이 10년씩 혹은 수십 년씩 걸릴 수 있습니다.

약과 식품, 건강 보조 식품의 경계는 인체 반응 정도로 구분합니다. 그 성분을 먹었을 때, 안 먹었을 때, 위약(僞藥)으로 복용하게 했을 때, 그리고 용량을 반 정도로 했을 때 등으로 나누어 몇 년간 추적 검사에 들어갑니다. 먹었을 때나 안 먹었을 때, 위약으로 복용했을 때 크게 차이가 없다면 그 성분은 단순한 식품입니다.

세계 각국에는 이러한 식품과 의약품의 중간 경계에 있는 성분들이 수천 가지나 됩니다. 끊임없이 암 치료에 도움을 주는 새로운 성분이 발견되고 임상에 이용되기 위해 검증 절차를 밟고 있습니다.

나는 개인적으로 비싼 돈을 들여 검증되지 않은 식품, 수입과 통관이 까다로운 식품을 사 먹느니 제약회사나 에이전시에서 수입하는 검증된 제품을 처방받는 쪽이 낫다고 생각합니다.

한때 텔레비전에서 비타민 C의 효능이 소개되는 바람에 비타민 C 열풍이 분 적이 있습니다. 한동안 비타민 C를 먹어도 되느냐고 문의하는 전화가 빗발쳤습니다. 나는 비타민 C를 특별히 먹으라고 권하지 않습니다. 식사를 통해 영양분이나 비타민 섭취가 제대로 안 되는 환자들에게는 차라리 종합 비타민을 먹으라고 권합니다.

항암에 효과가 있든 없든 간에, 몸에 좋다고 말하는 제품들은 보완통합의학에서도 끊임없이 관심을 가지고 있습니다. 끊임없이 새로운 성분이라 주장하는 것들이 쏟아져 나오니만큼 의사들은 부지런하게 자료를 수집해서 나름대로 판단을 내려주어야 합니다. 보완통합의학에 있어서 교과서적 지식은 그야말로 기본입니다.

환자들은 의사가 모르는 것을 언제든 물어볼 수 있습니다. 가끔 들어보기는 했지만 가능성이 없어 보여 전혀 신경을 쓰지 않았던 물질에 대해 물어보는 환자도 있습니다. 그러면 내가 아는 상식선에서 대답해주고, 저널 등을 뒤져 자료를 찾습니다.

"그런 건 그런 치료하는 데 가서 물어라!" 같은 무책임한 말이나, "근거 없다"와 같은 말은 환자의 질문 자체를 무시하는 처사입니다. 근거가 없다고 판단되면 그 배경까지 설명해주어야 합니다. 의사는 평생 공부해야 하는 직업입니다. 의학은 1+1=2가 아니기 때문입니다.

환자들이 갖는 건강식품에 대한 궁금증은 크게 세 가지 정도로 요약이 됩니다. '암 치료에 좋은 식품이 있을까', '항암 물질이 있을까?' '면역력을 키워주는 물질이 있을까?' 등입니다.

지푸라기라고 잡고 싶은 암 환자들의 마음을 건강 식품 사기꾼들은 이용하고 있습니다. 나는 검증되지 않은 물질, 믿을 만한 제조처가 아닌 곳의 제품은 먹지 않는 게 좋다고 생각합니다. 일반인들이 몸에 좋다고 먹어서 탈이 나지 않았다고 암 환자들이 탈이 나지 않는 건 아닙니다. 암 환자들은 신체 기관의 기능이 모두 떨어져 있는 상태인데다 항암 치료를 하다 보면 기본적으로 간과 신장에 심하게 무리가 갑니다. 이 상태에서 무엇인가 잘못 먹으면 바로 독이 됩니다. 따라서 무엇인가 먹으려 하기보다는 조심하면서 안 먹는 게 오히려 도움이 됩니다.

특정 음식을 먹어 면역력을 키우거나 치료 효과를 기대하는 것보다 차라리 제대로 된 음식을 권하는 방법대로 먹고, 적당한 운동과 마음의 평화를 가져 신체의 밸런스를 유지하는 편이 백 배 낫습니다. 건강 식품의 신화는 있어도 건강 식품의 실체는 없거나 있더라도 그 효과는 극히 미미합니다.

암보다 항암제가 더 위험할 수 있다

현재 우리가 적용하고 있는 암 치료는 미국의 임상 자료를 종합한 일종의 가이드입니다. '이 정도의 나이에, 이런 종류의 암, 이 정도의 단계에서는 이러한 약을 쓰고, 이러한 수술이나 화학적 치료를 했다'라는 그들의 경험인 셈입니다.

내 환자 중에 백혈병에 걸린 일곱 살짜리 남자 아이가 있었습니다. 이 아이의 아버지는 유명한 로펌의 변호사로 아들을 살리기 위해 백방으로 수소문하고 다녔습니다.

이건희 전 삼성 회장이 암 치료를 했다는 미국 휴스턴에 있는 엠디 엔더슨 암센터를 비롯해서 몇 군데서 자문을 구하는 상황이었습니다. 그러던 와중에 의사인 친구의 소개를 받고 나를 찾아왔습니다.

그 아이의 경우 어떤 식으로 치료가 진행될 것인지 충분히 설명해 주었습니다.

그는 반신반의하면서 내가 추천하는 방법으로 아들의 치료를 시작했습니다. 아이는 당장 약물 치료를 하기 위해 국내 병원에 입원했습니다. 그쪽에서 자료를 주면 그것을 바탕으로 나는 약물의 양이나 치료의 속도를 조절했습니다.

그 가운데서 보호자의 역할이 컸습니다. 병원의 치료 스케줄에 전적으로 맡기지 않고 나의 말을 믿고 약과 치료 횟수를 조절하는 역할을 한 것입니다. 아이의 면역력이나 체력이 떨어진 상황에서는 치료를 거부하는 등의 방법으로 약물 치료를 받아나갔습니다. 그리고 더불어 면역력을 증강시키는 나의 치료를 병행했습니다.

의사는 분명 빠르고 정확한 판단력을 요합니다. 어떤 경우든 환자의 상태를 먼저 생각하고 판단을 내려야 합니다. 그러나 대부분은 치료 시스템에 의존합니다. 환자를 시스템에 우겨 넣는 셈입니다. 그러다 보니 부작용이 만만찮습니다.

백혈병은 관해 판결을 받더라도 2년간 지켜보며 재발을 막아야 합니다. 그 변호사의 아들은 2년간의 치료를 다 끝내고 올해 초등학교에 입학했습니다. 다른 아이와 마찬가지로 가방을 메고 학교에 다닙니다. 친구들과 같이 뛰놀고 같이 밥도 먹습니다. 겉모습을 보면 백혈병 치료를 받은 아이 같지 않습니다. 아이가 건강하게 자라는 것만으로도 고마운 나머지 부모와 선생님은 공부를 면제해 주었습니다. 덕분에 그 아이는 공부도 숙제도 안 하는 '특별한 학생'이 되었습니다.

그 아이는 모 대학 병원에서 함께 약물 치료를 받았던 여러 명의 아이들 중에서 다행스럽게도 암을 이겨내고 정상적인 생활을 하게 된 경우입니다. 안타깝게도 많은 아이들이 치료를 받느라 고생하다 대부분 하늘나라로 갔습니다. 너무 많은 양의 항암제 치료에 아이들이 견디지 못한 것은 아니었는지 모르겠습니다.

현재 우리가 적용하고 있는 암 치료는 미국의 임상 자료를 종합한 일종의 가이드입니다. '이 정도의 나이에, 이런 종류의 암, 이 정도의 단계에서는 이러한 약을 쓰고, 이러한 수술이나 화학적 치료를 했다'라는 그들의 경험인 셈입니다. 미국이란 나라가 인구도 많을 뿐더러 의료 선진국이다 보니 그만큼 방대한 자료를 갖출 수 있었습니다. 따라서 이만한 가이드도 없다는 결론을 얻게 됩니다.

대부분의 나라에서 많은 의사들이 이 가이드를 따르고, 이 가이드를 무시하지 않습니다. 나 역시 마찬가지로 내가 배운 의학 교과서대로 수술해왔습니다.

우리나라의 임상에서도 이 자료를 기준으로 환자의 상태를 보아가며 치료를 합니다. 화학 요법의 경우 암 환자의 치료는 28일 단위로 스케줄이 매겨집니다. 1일부터 28일째 날까지 들어가는 약의 양, 약의 종류 등이 미리 나옵니다. 한 가지 약만 쓰는 게 아니라 종합적으로 처방됩니다. 암세포를 죽이는 약, 암세포를 죽이는 약의 부작용을 막는 약 등이 스케줄에 따라 투여됩니다.

약을 투약했으면 반드시 혈액검사 등을 해서 약이 몸에 어느 정도

반응했는지 검사합니다. 아침에 검사를 하면 저녁때쯤에 검사 결과가 나옵니다. 그리고 바로 다음날 결과가 반영되어 그날의 스케줄이 진행됩니다. 검사 결과 부작용이 심하거나 환자의 상태가 나쁘면 그 다음 스케줄 중 하나가 취소되기도 합니다. 언뜻 보면 아주 과학적으로 치료가 진행되는 것 같습니다. 그런데 간과하는 것도 있습니다.

첫째, 동양인과 서양인은 다르다는 것입니다. 같은 나이 그룹의 같은 단계의 암이라 하더라도 약을 받아들이는 강도가 다른데 그것까지는 고려되지 않습니다. 처음에 약을 쓰는 강도가 그래서 중요합니다. 처음부터 너무 세게 써버리면 그 다음에는 더 세게 써야 하기 때문입니다. 항암 치료가 무시무시하다고 표현하는 까닭은 한 번 약을 썼을 때 암세포가 죽지 않으면 그 다음번에는 더 많은 약을 쓰기 때문입니다.

둘째, 검사 결과가 너무 늦게 적용된다는 것입니다. 아침 일찍 피를 뽑아 검사를 하면 오전에 결과가 나옵니다. 그러면 담당 의사는 그 결과를 보고 빨리 판단을 내려서 충분히 치료에 반영할 수 있습니다. 그러나 검사 결과를 반영하지 않은 채 그날치의 치료가 끝이 날 수 있습니다. 검사 결과는 그 뒷날 반영되는 셈입니다. 그 뒷날은 이미 전날의 치료로 검사 수치가 또 다르게 나옵니다.

'하루 차이가 뭐가 그리 클까'라고 생각하면 오산입니다. 워낙 부작용이 큰 약들을 사용하기 때문에 어떤 약은 한 달에 두 번, 일주일에 한 번, 사흘에 한 번 이런 식으로 스케줄이 짜여집니다. 따라서 그날의 검사 결과가 그날 바로 반영이 되어야 합니다. 특히나 혈액암이나 어린아이 같이 약을 쓰기가 조심스런 경우에는 더욱 제때에 반영되어야 합니다. 대부분의 병원은 이렇게 잘 하고 있습니다. 문제는 잘 되지 않은 병원도 있다는 것입니다. 암 치료를 받을 때는 믿을 만한 병원인지 아닌지를 고려해봐야 합니다.

의사를 잘 만나면 30퍼센트는 성공한 투병이다

만약에 수술을 해야 한다면 그 분야에서 최고의 의사를 수소문해 찾는 게 좋습니다.
대부분 좋은 의사들은 예약이 꽉 밀려 있습니다.
그렇다면 차선으로 다른 의사에게 가는 등 대안을 마련해놓고 있어야 합니다.

내 진료실 문을 열고 들어오는 초진 환자들의 표정은 불신으로 가득 차 있거나 반대로 희망으로 가득 차 있습니다. 대부분의 환자들은 이리저리 수소문을 해보다 나한테까지 온 것입니다. 지쳐서 포기하고 있다가 '한번 가보자'하고 왔기 때문에 지금까지의 힘든 과정으로 인한 불신과, '여기서는 될 거야'하는 희망이 교차되는 표정입니다.

환자와 이야기하다 보면 환자들의 불만을 접하게 됩니다. 덕분에 나는 어떤 병원의 아무개 의사는 이렇게 하고, 또 어떤 병원의 아무개 의사는 저렇게 한다는 등의 뒷담화까지 두루 꿰게 되었습니다.

하나밖에 없는 목숨을 담보로 투병하는 것이니만큼 환자와 보호자는 의사에 대해 예민합니다. 우스갯소리로 세상을 살아가려면 집안에 '사'자 붙은 사람이 세 명은 있어야 한다는 말이 있습니다. 바로 의사, 변호사, 세무사입니다.

암 치료를 잘 받기 위해서는 좋은 의사를 만나야 합니다. 만약에 수술을 해야 한다면 그 분야에서 최고의 의사를 수소문해 찾는 게 좋습니다. 대부분 좋은 의사들은 예약이 꽉 밀려 있습니다. 그렇다면 차선으로 다른 의사에게 가는 등 대안을 마련해놓고 있어야 합니다.

수술은 중요합니다. 환자마다 상황이 다 다르기 때문에 개복한 다음 순간적으로 빠른 판단을 내려야 합니다. 수술 테크닉도 무시하지 못하는 요소입니다. 수술을 잘못 할 경우 후유증이나 부작용이 심하고, 심지어 재수술을 해야 하는 경우도 생깁니다.

약물 치료를 한다고 해도 마찬가지로, 그 분야에서 최고의 의사를 찾아가도록 합니다. 경과를 잘 추적해가면서 약물의 진행 속도를 조절해야 하기 때문에 경험이 많은, 세심한 의사에게 치료를 맡기는 게 좋습니다. 좋은 의사를 찾아가는 것만 해도 투병의 30퍼센트 이상은 성공한 셈입니다. 이것은 부인할 수 없는 현실입니다.

좋은 의사를 찾으려면 우선 의사들에게 수소문해보는 게 좋습니다. 일반인들이 아무리 유명하고 좋은 의사라고 믿고 있어도 실제로는 그렇지 않은 경우가 많기 때문입니다.

좋은 의사란 첫째, 의사들이 인정하는 의사입니다. 의사들은 인정에 인색하지만 마음속으로는 어떤 의사가 실력이 있는지 알고 있습니다. 누가 어떤 수술을 잘한다는 테크닉에 관한 것뿐 아니라, 누구의 환자가 경과가 좋다는 것까지 현장에서 직접 부대끼다 보면 모를 수 없습니다.

둘째, 환자를 섬기는 의사, 환자들의 말을 다 들어주는 의사를 만나야 합니다. 환자가 말을 할 때 차트나 들여다보고 환자가 묻는 질문에 마지못해 몇 마디 대답해주는 의사는 결코 좋은 의사가 아닙니다. 환자의 질문에 충분히 대답해주고 환자가 궁금해하는 것을 모두 풀어주는 의사여야 합니다. 세상의 모든 것에는 옥석이 섞이듯 사명감을 가진 의사와 그렇지 않은 의사가 있습니다.

셋째, 부지런한 의사를 찾는 게 좋습니다. 자기 환자에게 유독 헌신적인 의사가 있습니다. 간호사나 의료진들 사이에서 환자를 잘 챙기는 의사는 익히 소문이 나있습니다.

넷째, 환자의 눈높이에서 환자가 궁금해하는 것을 성의껏 잘 설명해주는 친절한 의사여야 합니다. 의사들은 평소 환자에게 정확한 의사 전달을 하기 위해 어느 정도의 표현력은 익혀두어야 합니다. 자신의 머릿속에 있는 걸 꺼내어 충분히 설명하려면 표현이라는 기술도 필요하기 때문입니다.

마지막으로, 환자를 위해 기도하는 의사를 찾아야 합니다. 수술하기 전날 환자를 위해 기도해주는 의사와 수술 전날 술을 먹는 의사는 환자를 대하는 기본 태도가 다릅니다. 따뜻한 조언과 용기와 격려를 아끼지 않는 의사는 환자의 투병 의지를 북돋웁니다.

의사에게 자기 환자를 끝까지 책임지는 자세는 무엇보다 중요합니다. 투병이 시작되면 의사, 환자, 보호자는 2인3각 경기를 하는 것처럼 서로 발을 묶고 완치를 향해 전진하는 셈입니다. 이 세 명의 화합과 밸런스가 중요한데, 그 중에서 의사가 나 몰라라 하면 환자와 보호자는 절망하게 됩니다.

나는 환자가 위험을 느낄 때는 언제든지 전화할 수 있도록 전화번호를 가르쳐줍니다. 갑자기 상태가 위중해지거나 응급실에 가야 하는 상황이 발생할 경우, 새벽에 통증이 와서 안절부절 못할 때 전화 상담을 하기 위해서입니다.

반대로 의사도 사람이기 때문에 환자 역시 좋은 환자가 되어야 합니다. 의사를 위로하고 격려해주는 환자가 있습니다. 내 환자 중에는 늘 "선생님, 오늘은 피곤해 보이세요. 웃으세요"라며 따뜻한 인사를 건네는 사람이 있습니다. 육체적으로 고단할 때 그런 위로를 받으면 큰 힘을 얻습니다.

반대로 가끔은 진료실 밖으로 밀어내고 싶을 정도로 얄미운 환자를 만날 때가 있습니다. 팔짱을 낀 채 '네가 뭘 알겠느냐'는 듯이 따지듯 묻는 환자가 있었습니다. 이들은 꼭 의사의 실력이 어느 정도인지 테스트하려고 합니다.

의사와 환자의 관계도 인간 대 인간의 만남입니다. 의사는 신처럼 전적으로 인간의 허물을 용서하지 않습니다. 환자가 따지려 들고, 믿지 않으려 하면 의사도 환자를 피하게 됩니다. 반대로 의사를 전적으로 신뢰하고 기대면 의사들은 더욱 책임감을 느낍니다. 환자 입장에서는 좋은 의사를 찾는 것도 중요하지만 의사를 잘 활용하는 것도 중요합니다.

암에는 4기가 있지만 인간에게는 5기가 있다

'5기'를 잘 해서 하루가 평안하면 그 뒷날도 평안합니다.
하루가 평안하면 일주일이 평안하고, 일주일이 평안하면 한 달, 그리고 1년이 평안합니다.

암은 진행 정도에 따라 1기, 2기, 3기, 4기로 나눕니다. 암이 최초로 발생한 곳에서 어느 정도 전이가 이루어졌느냐에 따라 정해집니다. 각 장기마다 그 정도가 다르지만 4기는 흔히 말기라고 부릅니다.

사람들은 암에 대해 몇 가지 부정적인 생각을 갖고 있습니다. 첫째, 암에 걸리면 순차적으로 죽음을 향해 간다고 생각합니다. 초기든 말기든 무조건 죽는다고 생각합니다.

둘째, 얼마나 생존할 것인가 하는 생존율에 집착합니다. 1년, 2년 하는 것에 극도로 민감해지는데, 수치는 언제나 예외가 있을 수 있습니다.

셋째, 암에 특효약이 있다고 생각합니다. 주로 과장되게 흘린 정보를 믿는 경향이 있는데, 사실 특효약은 없습니다.

암 환자들이 모르는 것은 이것뿐 아니라 암에 4기가 있다면 인간에게는 '5기'가 있다는 사실입니다. 의지를 가지고 다섯 가지의 '기'를 실천하면 암을 충분히 무력화시킬 수 있습니다. 한 방에 보낼 수 있는 위력적인 특효약은 없는 대신 작은 잽을 여러 번 내리쳐서 다운시켜버릴 수 있는 것입니다. 권투에서도 맷집이 좋은 사람이 이기듯 암 투병에도 환자가 얼마나 자신의 몸을 잘 관리하느냐에 따라 결과가 달라집니다.

내가 생각하는 5기란 첫째, '잘 먹고 잘 배설하기'입니다. 둘째는 '제대로 움직이고 운동하기', 셋째는 '제대로 숨쉬기', 넷째는 '마음 다스리기', 다섯째는 '잠 잘 자기'입니다.

5기는 인간이 생명을 유지하기 위해 가장 기본적으로 하는 활동입니다. 이 활동만 제대로 하면 자잘한 펀치를 맞더라도 잘 견디는 맷집이 생긴다는 게 나의 생각입니다. 맷집이 강해진다는 것은 건강해진다는 것의 다른 말이고, 건강해진다는 것은 면역력이 강해진다는 말입니다.

잘 먹기 위해서는 '무엇을 먹느냐'보다 '어떻게 먹느냐'를 중시해야 합니다. 음식에 감사하고 오감을 동원해 먹는 즐거움을 느끼며 먹어야 합니다. 또한 먹을 때는 배설을 생각하고 먹어야 합니다.

회진을 돌다 보면 "아이고, 화장실에 가서 똥을 한번 시원하게 누어보는 것이 소원입니다"라고 말하는 환자들이 있습니다. 하루에 한 번 정해진 시간에 짧게 누는 배변 습관을 들여야 합니다. 균형 잡힌 이상적인 식사를 한다면 배변이 잘 안 될 리가 없습니다. 자연에서 난 그대로의 슬로우 푸드(slow food)가 이상적인 식사라고 생각합니다.

아침은 거르지 않고 든든하게, 점심은 적게, 저녁은 거의 안 먹는 정도로 식사 양을 조절합니다. 아침 식사와 함께 항암 성분이 들어있는 브로콜리, 마늘, 인삼, 녹황색 채소, 고구마, 인삼, 토마토 중에서 몇 가지를 곁들여 먹으면 좋습니다.

제대로 움직이고 운동을 하기 위해서는 무리를 하지 않겠다는 마음부터 가져야 합니다. 너무 경쟁적인 마음을 가지고 운동을 하는 것은 피해야 합니다. '반드시 해내야지' 하는 긴장감 역시 좋지 않습니다. 안 쓰는 근육을 골고루 쓰고 그것을 발달시킬 수 있는 유연한 운동이 좋습니다.

중국인들이 하는 태극권이 아주 좋아 보입니다. 틈만 나면 맨손체조를 하거나 스트레칭을 해서 몸에 적당한 긴장을 실어주는 것이 좋습니다. 기분 좋게 운동을 하면 대뇌에서 엔도르핀이 분비됩니다. 엔도르핀은 기분을 좋게 만들어 주는 쾌감 호르몬으로 운동을 할 때 생기는 통증을 잊게 해줍니다.

제대로 숨을 쉬기 위해서는 공기가 깨끗한 곳을 찾거나 공기를 정화해야 합니다. 공기 정화 식물을 두든지 공기정화기를 사용하는 것도 괜찮지만, 등산이나 산책 등 자연을 자주 찾는 게 더 좋습니다.

이왕이면 오염된 곳은 피해서 숨쉬기를 합니다. 매연은 DNA를 손상시킨다고 알려져 있습니다. 옛날 굴뚝청소부들에게 방광암이 많이 나타났습니다. 굴뚝의 매연 속에 있는 니켈이나 코발트, 구리, 카드뮴 등을 포함한 공기가 암을 유발한 경우입니다.

암 환자는 일반인보다 10배는 더 오염되지 않는 공기를 마시고 좋은 호흡을 할 필요가 있습니다. 짧은 호흡보다는 긴 호흡이 좋은데, 긴 호흡은 한숨을 쉬는 것과는 다릅니다. 크게 숨을 들이마시면 허파꽈리까지 산소 공급이 가능해져서 허파가 탄력을 받아 일종의 긴장과 이완이 생깁니다. 호흡을 할 때는 좋은 감정을 싣는 게 좋습니다. 화가 났을 때는 호흡을 가다듬어야 합니다. 미움, 질투, 분노, 성냄 같은 감정이 실린 거친 호흡은 좋지 않습니다.

마음을 잘 다스리기 위해서는 마음을 차분히 가라앉혀야 합니다. 감정의 찌꺼기들을 걸러내어 마음을 평화롭게 합니다. 하나님의 은혜를 받아 겸손해지면 마음을 다스리기 무척 쉬워집니다. 기도를 통해 스스로를 정화할 수 있기 때문입니다. 반대로 교만하고 분노하면 마음이 거칠어집니다. 마음을 잘 다스리지 못하면 호흡이 잘 끊어지고 거칠어집니다.

호흡을 조절해서 스트레스 관리를 잘 해야 합니다.

제대로 잠을 자는 것은 몸을 위해 무엇보다 중요합니다. 수면 시간은 신체의 모든 기관이 긴장을 풀고 재생되는 시간입니다. 어떤 의미에서는 잘 먹고, 잘 운동하고, 잘 호흡하고, 마음을 다스리는 이유가 바로 밤에 잘 자기 위해서입니다. 대개 하루를 평안한 마음으로 운동하고 열심히 일하면서 충실히 보내면 잠도 잘 자게 됩니다. 그러나 낮에 스트레스를 받으면 잠이 오지 않는 것은 자명한 노릇입니다.

5기의 기준이 되는 것은 하루 24시간입니다. 자신이 피곤하다고 생각하면 자야 합니다. 암은 소모성 질환으로 환자들은 특히 피곤을 많이 느낍니다. 일찍 일어나고 일찍 자는 아침형 인간이 건강에 좋습니다. 늦어도 밤 10시 이전에 취침하여 7~8시간 정도 충분한 수면을 취하도록 합니다. 금식과 과식은 숙면을 방해하기 때문에 오후 8시 이후에는 아무것도 먹지 않고, 너무 배가 고플 때는 비교적 위에 부담을 덜 주는 과일을 먹는 게 좋습니다. 자기 전에 가볍게 운동을 하거나, 목욕을 하거나, 스트레칭을 하면 혈액순환이 잘 되어 몸 전체가 나른해집니다. 또한 잘 때는 오른쪽으로 누워 무릎을 구부리면 간과 폐 같은 내부 장기에 부담이 덜어지기 때문에 숙면을 취할 수 있습니다.

그리고 잠자리에 들기 전에는 반드시 하루 종일 있었던 나쁜 일들은 털어버리고 하루를 감사한 마음으로 마감하도록 합니다.

이렇게 '5기'를 잘 해서 하루가 평안하면 그 뒷날도 평안합니다. 하루가 평안하면 일주일이 평안하고 일주일이 평안하면 한 달, 그리고 1년이 평안합니다. 규칙적인 생활을 하면 인체가 평안해지고 건강해지는 것은 당연한 결과입니다.

서로 입장을 바꿔놓고 들어라

반대로 환자는 의사의 진위를 제대로 파악해야 합니다. 환자마다 성격이 다르듯이 의사마다 성격이 다르다는 것을 고려한다면 바른 판단을 내리는 데 도움이 될 것입니다.

의사로서 환자를 진료할 때 말 한마디 한마디가 참으로 어렵습니다. 의사가 아니라 내 아버지, 내 형제라면 차라리 편할 것입니다.

'말하기 전에 환자를 먼저 파악하라!'

바바리 깃을 세운 형사 콜롬보는 아니지만, 나는 환자가 진료실 문을 열고 들어오는 순간부터 진료하기 시작합니다.

어디가 아픈지, 어떤 냄새가 나는지, 어떤 옷을 입고 왔는지, 걸음걸이는 어떤지, 일거수일투족이 나의 관찰 대상입니다. 보통은 30분 정도의 초진을 하고 나면 환자의 특성이 완전히 파악됩니다.

나는 수천 번의 수술을 했지만 같은 위암이라 하더라도 한 번도 같은 경우를 보지 못했습니다. 전 세계 60억 인구가 있다면 암도 60억 가지가 있듯이 환자마다 그에게 필요한 말도 따로 있습니다.

"선생님 무엇을 어떻게 먹어야 하는가요?" "그냥 먹고 싶은 대로 먹으면 됩니다. 입맛이 당기는 대로."

환자는 심각하게 물었는데 마음씨 좋은 아저씨처럼 대수롭지 않게 말을 하는 의사가 있습니다. 평소에 식단을 짜서 깐깐하게 챙겨 먹던 사람이라면 좋은 조언이 될 수 있습니다. 반대로 질문을 한 환자가 평소에 식습관이 불규칙하고 외식이나 패스트푸드를 즐기던 사람이라면 이렇게 말해선 곤란합니다.

같은 질문에 이렇게 대답하는 의사도 있을 것입니다.

"규칙적으로 매끼 식사하시고, 가급적 식단을 짜서 골고루 영양소를 섭취할 수 있게 하세요."

환자의 질문에 대답을 하기 전에 질문한 환자의 성격이나 라이프스타일을 먼저 고려해야 합니다.

그리고 환자가 평소에 의사의 말을 어느 정도 신중하게 받아들이느냐 하는 것도 살펴봐야 할 것입니다. 의사의 말을 잘 듣는 환자일수록 의사의 한마디는 절대적입니다.

지나치게 깔끔한 성격에다 규칙적인 생활을 하는 사람에게 규칙적인 식사 운운하면 이런 환자는 냉장고에 식단을 짜서 붙여놓고 그대로 먹기 위해 노력합니다. 매끼마다 정해놓은 반찬을 한 가지라도 빠뜨리지 않으려고 매일 슈퍼마켓으로 종종걸음을 칠지도 모릅니다. 만약에 과일 100그램, 우유 200그램을 빠뜨렸다면 '우유를 먹어야 하는데…' 하고 우유를 먹을 때까지 조바심을 낼 것입니다.

환자에 대한 조언은 맞춤형이 아니면 곤란합니다. 조언을 할 때는 의사의 입장에서 말을 할 게 아니라 환자의 입장에서 말해줘야 합니다. 환자가 어떤 생각을 품고 있는지 알아야 정확한 말을 해줄 수 있습니다.

만약에 아까의 상황에서 깐깐한 모범생 같은 환자라면 이렇게 말해야합니다.

"잘 챙겨 드셔야 합니다. 이왕이면 가공하지 않은 자연식을 드시고, 한 번씩 먹고 싶은 것을 먹으세요, 먹기 힘들다면 죽이라도 드셔야 기운을 찾지요. 입맛이 없다고 안 먹으면 어떻게 되겠습니까?"

반대로 밥 먹는 걸 싫어하는 사람에게는 잘 먹으라는 잔소리를, 몸에 좋은 걸 지나치게 밝히는 사람에게는 건강 식품이나 건강 보조식품에 현혹되지 말고 세 끼 식사를 잘 하라고 잔소리를 해야 합니다.

의사는 환자를 어르고 달래고, 더불어 환자의 보호자까지 어르고 달래야 합니다. 때로는 보호자에게 환자가 못하는 말을 해줄 수 있는 사람도 의사입니다. 시어머니처럼 며느리(보호자)를 위해서 맞춤형 조언도 해줘야합니다.

반대로 환자는 의사의 진위를 제대로 파악해야 합니다. 환자마다 성격이 다르듯 의사마다 성격이 다르다는 것을 고려하는 게 좋습니다. 지나치게 꼼꼼한 의사와 지나치게 대범한 의사가 있습니다. 의사의 성격을 고려해서 말을 이해해야 바른 판단을 내릴 수 있을 것입니다.

가족과 같이 기쁘게 먹는 식사가 보약이다

내가 주장하는 것은 음식에 있어 슬로(slow) 운동입니다. 음식을 먹을 때는 천천히 잘 씹어서, 가공식보다는 집에서 직접 만든 신선한 것, 생산량을 늘리기 위한 채소가 아니라 자연적으로 재배한 것(토종과 유기농)을 먹자는 것입니다.

"선생님, 어떤 음식을 먹는 게 좋을까요?"

첫 진료를 마치고 나갈 때마다 물어보는 질문입니다. 환자가 묻지 않으면 보호자가 꼭 묻습니다. 나는 1만 번도 더 대답을 했습니다.

"특별한 음식은 없습니다. 가족과 같이 식탁에 둘러앉아서 즐겁게 식사하는 게 보약입니다."

환자나 보호자들은 마치 요리법을 배우는 사람처럼 쇠고기 30그램, 현미밥 100그램 하는 식으로 어느 정도 먹어야 좋은지, 어떤 것을 먹어야 하는지, 어떻게 먹어야 하는지에 대해서 꼬치꼬치 물어옵니다.

그때마다 나는 두루뭉술하게 말합니다.

내가 주장하는 것은 음식에 있어 슬로(slow) 운동입니다. 음식을 먹더라도 천천히 잘 씹어서, 가공식보다는 집에서 직접 만든 신선한 것, 생산량을 늘리기 위한 채소가 아니라 자연적으로 재배한 것(토종과 유기농)을 먹자는 것입니다.

병원에서는 칼로리와 영양을 계산해서 식단을 짜지만 집에서는 그렇게 할 수 없습니다. 게다가 병원 식사를 다 하는 사람은 거의 없습니다. 엄격하게 따지고 들면 골치만 아프다는 말입니다. 아무리 먹으려고 해도 먹히지 않으면 못 먹고, 아무리 먹고 싶어 하더라도 보호자가 만들지 않으면 못 먹습니다.

내가 식사에 대해 엄격하게 말하지 않는 이유는 하루 이틀 투병하는 것도 아니고 몇 달, 몇 년을 투병하다 보니 엄격한 기준을 세우면 환자나 보호자가 그만큼 지치게 되기 때문입니다. 보호자들은 식사만 준비하는 게 아니라 환자의 뒤치다꺼리를 하느라 환자만큼 힘이 듭니다.

섭취량 역시 딱히 말할 수 없습니다. 먹으려고 노력은 하지만 필요한 만큼 다 챙겨 먹으려면 식사 자체가 고역일 수 있습니다. 그렇게 되면 더 못 먹습니다. 편안한 마음으로 먹을 수 있는 만큼 먹는 게 좋습니다. 너무 기력이 없다 싶으면 조금 더 먹으려고 노력하고, 식사가 가능하면 식사를 하고, 기력이 없어서 씹지 못할 것 같으면 죽의 형태로 된 유동식을 먹도록 합니다.

굳이 덧붙이자면 한 숟가락만 덜 먹으라고 하는 게 일반인들에게 권하는 식사라면, 만든 이의 정성을 생각해서 한 숟가락만 더 먹으라는 게 암 환자들에게 권하는 식사법입니다.

한 끼에 다섯 가지 식품군을 만족시킬 만한 식사를 해야 한다는 강박관념을 가질 필요도 없습니다. 이번 식사에 단백질이 좀 덜 들어 있다면 다음 식사 때 보충하면 됩니다. 될 수 있는 한 골고루 먹는 게 좋지만 한 끼에 모든 걸 다 먹는 것은 사실상 불가능합니다. 그렇게 준비를 할 수 있는 보호자도 거의 없습니다.

꼭 시켰으면 하는 것은 될 수 있는 내로 골고루 먹고, 농약 등에 오염되지 않은 안전한 농산물로 만든 음식을 먹고, 신선한 재료로 바로 조리해 먹는 것입니다. 음식은 냉장고 속에 둔다 해도 변질되기 때문에 늘 신선한 재료로 그때그때 만들어 먹는 것이 좋습니다.

간혹 엉뚱한 질문을 받기도 합니다. '금식을 하는 게 좋냐' '육식을 금해야 하느냐' 같은 것입니다. 금식에 대한 견해는 분분하지만 어디까지나 환자의 컨디션이 좋을 때는 가능합니다. 그러나 하루 이상의 금식은 힘든 일이므로, 환자가 힘이 없어 할 때 금식은 곤란합니다.

암 세포를 굶겨 죽이기 위해 환자가 곡기를 끊을 수는 없는 노릇입니다. 그렇게 되면 암세포로 가는 영양만 차단되는 게 아니라 정상 세포로 가는 영양까지도 차단됩니다. 암세포는 나름대로 메커니즘이 있기 때문에 크게 영향을 받지 않습니다. 암세포를 굶겨 죽이려 하다가 환자가 먼저 쓰러질 수는 없는 노릇입니다.

고기 역시 특별히 꺼릴 이유는 없습니다. 고기를 먹으면 암세포가 커진다고 안 먹는 사람도 있는데 그것은 70퍼센트쯤 틀린 생각입니다. 그러나 환자는 소화력이 떨어지기 때문에 갈비를 먹거나 할 수는 없습니다. 그렇더라도 살코기는 조금씩 먹어주어야 합니다. 암은 소모성 질환으로 많은 영양이 필요합니다.

무엇을 먹을 것인가는 가장 상식적인 선에서 정리됩니다. 신선한 것으로, 무엇이든 골고루, 과하지 않게, 무엇보다 즐겁게 잘 먹는 것입니다. 그리고 과식하지 않아야 합니다.

과식을 하거나 고기를 먹으면 대사 과정에서 활성산소가 많이 방출됩니다. 산소는 몸에 꼭 필요한 것이지만 무엇이든 과하면 좋지 않은 것처럼 활성산소도 나쁜 영향을 끼칩니다.

내가 중요하게 생각하는 것은 '무엇을 먹을 것이냐'가 아니라 '어떻게 먹는 것인가' 하는 방법입니다. 환자들과 보호자들의 관심은 주로 무엇을 먹을 것인가에 집중합니다. 특별히 건강해지는 식품은 없으며, 한 가지만 먹어서 건강해지지 않습니다. 형편에 따라 먹으면서 어떻게 먹을 것인가를 더욱 생각해야 합니다.

나는 즐겁게, 꼭꼭 씹어서 감사하는 마음으로 식사를 즐기라고 권합니다. 사람의 치아는 모두 32개입니다. 적어도 음식을 먹을 때의 치아 수만큼, 32번 이상 씹어 먹는 게 좋습니다. 오래 씹을수록 소화 효소가 많아지고 흡수가 쉬운 상태가 되어서 영양분을 고루 섭취할 수 있습니다.

음식을 대하는 마음도 중요합니다. 음식을 받으면 감사하는 마음을 가져야 합니다. 내가 음식을 먹을 수 있고, 음식이 내 앞에 있다는 사실에 대하여 기뻐하고 감격해야 합니다. 또한 골고루 먹어야 하고, 먹는 즐거움을 느껴야 합니다. 가능한 한 시각, 청각, 촉각, 후각, 미각을 전부 동원하여 식사를 하는 게 좋습니다.

스트레스가 쌓인 상태에서는 되도록 음식을 먹지 않기를 권합니다. 소화도 안 되고 몸에 부담이 가기 때문입니다. 과식하는 것은 좋지 않고, 될 수 있는 한 소식이 좋습니다.

특히 아침은 조금 많이 먹고, 점심은 적당히, 저녁은 적게 먹는 것이 좋습니다. 그리고 매일 적어도 30분 정도의 운동을 해서 적정 체중을 유지하도록 합니다.

환자에게 가장 필요한 식사는 가족끼리 함께하는 사랑이 가득 찬 자리입니다. 서로 반목하거나 환자 혼자 먹게 하는 것은 좋지 않습니다. 혼자 먹는 식사는 없는 입맛을 더 없앱니다. 가족이 둘밖에 없는 상황에서 환자 혼자 식사를 해야 할 경우에도 옆에서 편안한 식사가 되게끔 시중을 들어주는 것이 좋습니다. "물 좀 더 먹어라" "꼭꼭 씹어라" 등 옆에 앉아서 해주는 사랑이 담긴 잔소리 한마디가 환자에게는 약이 됩니다.

먹어야 할 것과 먹지 말아야 할 것

나는 채식주의자가 아니지만 가급적 육류를 피하는 게 좋다고 생각합니다. 음식에는 성질이 있습니다. 아무리 좋은 양질의 단백질을 가지고 있다 하더라도 도살당하는 순간 폭발적으로 생기는 나쁜 기운을 먹고 싶지는 않습니다.

무엇을 먹느냐보다 어떻게 먹느냐 하는 방법론이 더 중요하지만, 무엇을 먹느냐는 것에 대해서도 몇 가지 조언을 할 수 있습니다. 먹어야 하는 것과 먹지 말아야 하는 것이 있습니다. 이것은 암 환자에만 국한된 게 아니라 일반 사람들 모두에게 해당하는 것입니다.

첫째로 먹어야 하는 것은 과일과 채소입니다. 하루에 5~10회 정도 세 가지 이상의 과일이나 채소를 섭취하도록 합니다. 이왕이면 색깔 있는 음식을 먹는 게 좋습니다. 녹색의 브로콜리, 양배추, 키위, 아보카도, 콩, 셀러리와 피망 등에는 비타민 C와 카로티노이드, 플라보노이드 등 노화방지에 도움이 되는 물질과 섬유질, 엽산, 철분, 칼륨, 칼슘 등 미네랄이 풍부합니다.

흰색의 마늘, 양파, 생강, 무, 버섯, 감자, 배, 바나나에도 항산화 물질인 비타민 C가 들어 있습니다. 그리고 주황색의 당근, 호박, 옥수수, 감귤, 감, 오렌지, 황도, 파인애플, 망고, 레몬 등에는 역시 비타민 C와 섬유질, 엽산, 칼륨, 칼슘 등이 함유돼 있습니다.

빨간색의 토마토, 붉은 고추, 붉은 양파, 수박, 딸기, 사과, 앵두에는 안토시아닌과 카로티노이드, 비타민 C, 섬유질, 칼륨이 풍부합니다. 자주색의 가지, 포도, 자두, 꽃상추, 적채, 아스파라거스, 근대 등에는 안토시아닌, 석탄신, 섬유질과 영양소가 풍부하게 들어 있어 암과 심장 질환 예방은 물론 시력이나 면역력 증가에도 도움이 됩니다.

그런데 잊지 말아야 할 것은, 특정 음식물을 먹는다고 해서 암에 안 걸리는 것은 아니라는 사실입니다. 암을 예방하는 식품을 말할 때 단골로 오르내리는 성분이 항산화제입니다. 대사과정에서 산화물질이 발생하면 정상 세포를 파괴할 수 있습니다. 항산화제란 산화작용을 방지하는 역할을 합니다.

요즘은 식탁에서 '새싹 채소' 열풍이 불고 있습니다. 브로콜리 싹에는 풍부한 비타민 C와 베타카로틴, 셀레늄 등이 들어 있습니다. 이들은 모두 항산화제입니다. 암 예방 식품으로 알려진 비타민 C, 플라보노이드, 카로티노이드, 안토시안 등 대부분의 성분은 항산화제라 할 수 있습니다.

암을 예방한다고 알려진 식품도 있습니다. 토마토에 있는 리코펜은 항산화제로 전립샘암을 예방한다고 알려져 있습니다. 이탈리아 남성들이 전립샘암이 드문 것을 추적하다 보니 토마토를 주목하게 된 것. 그 밖에 양배추에는 위암을 예방하는 인돌, 스테롤, 베타카로틴, 셀레늄 등의 물질이 함유되어 있습니다.

몸에 좋다고 해서 몇 가지만 질리게 먹을 수는 없습니다. 이것은 편식을 유발하게 됩니다. 게다가 이들을 먹는다고 해서 전적으로 암이 예방되는 것도 아닙니다. 단지 좋다고 하니까 좀 더 먹을 수는 있습니다.

둘째, 육류를 섭취할 때는 쇠고기나 돼지고기보다는 닭고기나 생선을 먹고, 콩 같은 식품을 섭취하는 게 좋습니다. 고기를 먹고 싶다면 닭고기나 오리고기, 생선 같은 육질이 흰 것이 좋습니다. 돼지고기보다는 쇠고기나 닭고기가, 육류보다는 생선이 좋습니다.

미국 국립암연구소와 세계 암연구재단 등에서는 육질이 흰 고기(생선, 닭고기, 오리고기)가 적색 고기보다 불포화지방산이 풍부하고 몸의 산화와 관련된 철분 함량이 적어 암 예방에 좋다고 권하고 있습니다.

나는 채식주의자가 아니지만 가급적 육류를 피하는 게 좋다고 생각합니다. 음식에는 성질이 있습니다. 아무리 좋은 양질의 단백질을 가지고 있다 하더라도 도살당하는 순간 폭발적으로 생기는 나쁜 기운을 먹고 싶지는 않습니다.

셋째, 비타민과 미네랄을 충분히 섭취하라고 권합니다. 음식으로 섭취하는 것이 좋지만, 음식만으로 모든 영양소를 완벽하게 섭취할 수 없다면 비타민이나 부족한 미네랄을 따로 보충해주는 것이 도움이 됩니다. 특히 적당량의 셀레늄과 엽산이 포함된 비타민 섭취를 권장합니다. 미네랄 중에서는 특히 칼슘, 아연, 셀레늄이 부족하지 않게 주의합니다. 한국인의 칼슘 섭취량은 500밀리그램에도 못 미치는데, 이는 권장량의 2분의 1 수준입니다. 칼슘은 특히 대장암을 예방할 가능성이 있으며, 골다공증 예방에는 필수적입니다. 부족한 칼슘 500밀리그램을 더 섭취하려면 보통 우유 2잔, 칼슘 우유 1잔, 요구르트 5개, 두부 1모, 참치 통조림 1캔, 추어탕 1그릇, 고춧잎 1종지, 뱅어포 3장 등을 더 먹어야 한다는 것을 염두에 두도록 합니다.

넷째는 이왕이면 가공식보다는 자연식을 먹으라고 권합니다. 매일 먹으면 좋은 식품으로 대표적인 건강 식품인 해조류, 녹황색 채소, 고구마, 감자, 인삼, 마늘, 토마토, 매실, 당근, 브로콜리 등을 꼽습니다. 곡류 또한 가공이 많이 된 백미보다는 현미나 잡곡, 오곡밥처럼 가공이 덜 된 곡류를 하루 일곱 가지 이상 먹는 게 도움이 됩니다. 정제되지 않은 거친 음식일수록 식이섬유가 많이 들어 있습니다. 시판되고 있는 섬유질 음료나 섬유질 식품의 상당수는 식품공학적으로 제조된 기능성 섬유질을 사용하기 때문에 식이섬유의 양이 많다고 해서 꼭 좋다고 할 수 없습니다.

다섯째, 자극적인 음식은 피해야 합니다. 대표적인 음식이 패스트푸드와 같은 정크푸드입니다. 한마디로 외식은 믿을 만한 재료로 정성을 들여서 하는 집이 아니면 안 하는 게 좋습니다. 이들 음식들은 짧은 시간에 강한 맛을 내기 위하여 자극적인 맛을 추구합니다. 짠 것, 매운 것, 볶은 것, 기름에 튀긴 것, 조미료를 많이 쓴 것은 피하는 게 좋습니다. 몸에 좋지 않은 오백(五白), 즉 흰쌀, 흰 밀가루, 흰 소금, 흰 조미료, 흰 설탕은 우리 몸의 오적이라 할 수 있습니다. 여기에 덧붙여 흰 방부제가 많이 들어간 음식 역시 삼가는 것이 좋습니다.

여섯째, 물을 충분히 섭취해야 합니다. 적어도 하루에 2리터, 소변이 맑아질 때까지 물을 마셔야 합니다. 물을 충분히 마시면 신진대사가 원활해집니다. 식사 도중에 물을 마시지 말라는 사람이 있고, 식사 후 30분 지나서 물을 마시라고 하는 사람도 있지만 이것저것 따지지 말고 아무 때나 마셔도 됩니다.

음식은 고분자 알갱이이기 때문에 우선 몸의 수분을 빨아들입니다. 음식물도 물에 희석되어야만 세포 안에서 분자화되어 소화, 흡수가 이루어집니다. 이런 이유로 물을 되도록 많이 마시는 것이 좋습니다. 고혈압이나 당뇨, 변비, 천식, 궤양, 편두통, 관절염, 요통, 비만도 다른 관점에서 보면 체내 수분 부족과 연관이 있습니다. 물을 충분히 섭취해서 세포가 춤추며 순환할 수 있도록 만들어주면 자연 치유력도 높아집니다.

반면, 하지 말아야 하는 것으로는 첫 번째로 술과 담배가 꼽힙니다. 암의 원인 중 70~80퍼센트가 술, 담배와 관련이 있습니다. 술은 간암뿐 아니라 구강암, 식도암, 인후두암, 유방암 등을 일으킵니다. 담배는 폐암을 유발하는 물질을 다량 함유하고 있습니다. 담배를 많이 피운다는 말은 누가 빨리 죽는지 시험해보자는 것과 같고, 술을 많이 마신다는 것은 누가 더 바보가 되는지 시험해보는 것과 같습니다. 술을 꼭 마셔야 한다면 하루 2잔(여성은 1잔)으로 제한합니다.

커피도 너무 진하게, 많이 마시는 것은 좋지 않습니다. 연한 아메리칸 스타일로 하루에 한두 잔 정도는 무방하지만 그 이상은 곤란합니다.

둘째, 건강 식품이라도 혐오 식품이거나 유통과정이 불안한 식품은 안 먹는 게 낫다고 생각합니다. 고통으로 죽어간 개와 고양이, 뱀, 지네, 박쥐, 기타 야생동물들은 비위생적인 상태로 유통되고 있습니다. 무엇보다 나 살자고 남을 죽이는 태도에 문제가 있다고 생각합니다.

잊지 말아야 할 점은 무엇을 먹을 것인지에 앞서 어떻게 먹을 것인지를 생각하라는 것입니다.

아침마다 지겨운 피검사를 안 해도 된다

병원에서는 반드시 각 치료마다 추적검사를 합니다. 수술이나 방사선 치료, 약물치료 등을 할 때 치료에 제대로 몸이 반응하는지 알기 위해서 엑스레이나 혈액검사를 하는 것입니다. 이러한 추적검사는 꼭 필요한 검사지만, 그 횟수가 문제될 수 있습니다.

"병원에서 하라는 검사를 다 받아야 합니까?"

내 환자들 중에는 병원 치료를 받으면서 가끔 이렇게 문의를 해오는 경우가 있습니다.

병원 치료를 받다 보면 쓸 데 없는 검사가 너무 많습니다. 새벽녘에 곤히 자고 있는데 간호사가 와서 혈액을 채취해 가느라고 여기저기를 주삿바늘로 찔러대면 무척 속이 상할 것입니다. 잠이 달아나서가 아니라 '왜 이렇게 하나마나한 검사를 해야 하나'라는 생각이 들기 때문입니다. 병원 생활을 조금 해본 환자와 보호자는 그 검사가 꼭 필요해서 하는 것인지, 관례적으로 하는 것인지 훤히 압니다.

병원에서는 반드시 각 치료마다 추적검사를 합니다. 수술이나 방사선 치료, 약물 치료 등을 할 때 치료에 제대로 몸이 반응하는지 알기 위해서 엑스레이나 혈액검사를 하는 것입니다. 이러한 추적검사는 꼭 필요한 검사지만, 그 횟수가 문제될 수 있습니다. 경우에 따라서는 두 번 해야 할 것을 한 번만 할 수도 있습니다. 물론 새로운 약이 들어가거나 방사선 치료를 했다면 당연히 받아야겠지만 지난 주와 다를 바 없는 치료를 하고 있고, 몸의 상태가 괜찮으면 굳이 받을 필요가 없습니다. 몸의 상태가 어떠한지는 환자 본인이 더 잘 압니다.

잦은 검사는 환자에게 강박을 강요할 수 있습니다. 좋은 결과를 접한 지 일주일도 안 되어 나쁜 결과를 접하게 되면 환자들은 왜 나빠졌는지 걱정부터 하게 됩니다. 그러고는 다시 좋아졌다는 말을 들을 때까지 안절부절 못합니다. 이런 폐해를 없애기 위해서라도 지나친 추적검사는 옳지 않습니다. 꼭 추적이 필요한 검사만 최소한으로 할 필요가 있습니다. 치료가 전제되지 않은 검사는 환자 입장에서 보면 받지 않아도 됩니다.

환자나 보호자가 불필요한 검사라고 생각된다면 안 받아도 되는 것인지 한 번쯤 문의를 해봐도 좋습니다. 담당 의사는 반드시 추적이 필요한 검사가 아니라면 건너뛰라고 할 것입니다.

암 투병에서 바람직한 자세는 검사를 통해 호전되고 있는 것을 확인하는 것보다 어떤 결과든 믿고 나아가는 것입니다.

오래 투병한 환자 중에는 팔뚝의 핏줄이 다 죽어서 발등, 심지어 목의 혈관을 찾아서 혈액을 뽑는 경우도 있습니다. 극단적인 예이겠지만 불필요한 검사 한 번이 그만큼 환자에게는 경제적 육체적 고통이 될 수 있다는 뜻입니다.

더 나쁜 점은 이러한 잦은 검사로 환자의 투병 의지가 꺾일 수도 있는 점입니다. 추적검사 결과가 점점 좋아진다면 환자는 희망을 얻겠지만, 반대로 나빠진다면 심리적으로 흔들리게 됩니다. 이런 환자들을 위해서는 좀 더 세심한 배려가 필요합니다.

의사들은 검사 결과를 말해줄 때도 조금 더 조심스런 태도로 말하는 게 좋습니다. 환자들은 차트를 보는 의사의 표정만 보고도 금방 알아챕니다. 그렇기 때문에 특별히 알려주어야 할 것이 아니라면 검사 결과가 조금 안 좋게 나오더라도 위로를 해주는 쪽이 좋습니다.

"왜 이렇게 되었어요? 지난주보다 수치가 떨어졌네요"라고 말하는 것과 "조금 더 힘내시고 용기를 잃지 마세요"라고 말해주는 것, 이 두 가지 말은 받아들이는 입장에서는 전혀 다른 결과를 초래합니다.

환자가 병원 생활을 잘하기 위해서는 보호자도 몇 가지 요령을 익혀놓는 것이 좋습니다. 그중에 하나가 이러한 추적검사를 적당한 선에서 받도록 하는 것과 의사를 대하는 태도입니다. 의사에게 환자의 특징에 대해 말해주고, 환자가 걱정할 만한 말은 듣지 않게끔 미리 차단하는 자세도 필요합니다.

드물긴 하지만 의사와 트러블이 생길 경우도 대비하는 것이 좋습니다. 의사는 최선을 다했지만 의료진이 환자와 보호자의 기대에 미치지 못하는 결과를 초래할 수도 있습니다. 특히 수술로 인한 합병증이나 후유증 때문에 환자와 의사의 관계가 되돌리기 어려운 상황이 될 수 있습니다. 환자가 합병증으로 몇 개월씩 병원 생활을 하게 되면 환자와 의료진, 보호자와 의료진 사이에 미묘한 갈등이 하나둘씩 생깁니다.

많은 보호자와 환자들이 이럴 때 병원을 바꾸고 싶어 합니다. 의사와 환자 사이에 신뢰를 회복하지 못한다면 환자를 치료하기 힘든 상황이 됩니다. 환자와 보호자가 담당 주치의를 믿고 따르는 것은 너무나 중요하지만, 이미 불신이 생겨 그 골이 깊다면 오히려 환자를 다른 병원으로 옮겨서 새로운 마음과 각오로 치료를 시작하는 것이 현명할 수도 있습니다.

그 전에 알아두어야 할 점은 모든 수술에는 합병증이란 것이 있고, 대개의 경우 합병증은 잘 회복된다는 것입니다. 합병증이 생겼다고 무턱대고 감정에 치우쳐 병원을 바꾸게 되면 환자의 이송으로 발생하는 문제 등 오히려 환자에게 더 부담이 갈 수도 있습니다.

어떤 상황에서든 환자나 보호자는 성급하게 판단을 내리지 말고 현명하게 대처해야 합니다.

세상에는 원인을 모르는 일이 많다

세상에는 원인을 모르는 일이 많습니다. 그의 암이 어디서 시작되었는지를 밝혀내지 못했듯이 암이 어떤 계기로 그의 몸에서 힘을 못 쓰고 있는지도 밝혀내지 못했습니다.

결과는 눈앞에 있지만 원인을 모르는 일이 많습니다. 어떻게 보면 암도 그중 하나입니다. 내 환자 중에는 의학 저널에 보고해야 할 정도로 아주 특이한 경우가 있습니다.

그 남자 환자는 30대 초반의 이비인후과 의사입니다.

"도대체 오리진(origin)을 모르겠다고 합니다."

자신도 의사지만 모르는 것이 있다는 것이 갑갑하다는 듯이 말했습니다.

그가 나를 찾아온 때는 2005년 3월로 2004년 11월에 이미 제대(배꼽) 주위를 한 번 수술받은 적이 있었습니다. 나를 찾아올 당시에는 이미 여섯 번의 약물치료를 받았는데도 간에 두 군데 전이가 되어 있었습니다. 간에서 제법 큰 암세포가 발견되었는데 어디서부터 그 암이 시작되었는지 의사들이 아무리 검사를 해봐도 밝혀내지 못하고 있는 상태였습니다.

이런 케이스는 매우 희귀한 경우입니다. 의사들 입장에서는 매우 막막한 상황이기도 합니다. 어느 병이든 어디서 진행되었는지 모르면 치료가 어려워집니다. 치료 방향이 정해지지 않기 때문입니다. 그러다 보니 의사들은 나와 있는 항암제란 항암제를 다 쓰며 환자의 상태를 지켜보는 중이었습니다. 어디서 원인이 되었는지 모르기 때문에 쓸 수 있는 약은 다 쓰는 방법을 택한 것입니다.

그 환자가 나를 찾아왔을 때는 쇠약해질 대로 쇠약해진 상태인데다 약의 부작용으로 손발이 저리는 증세도 있었습니다.

"3개월 살 거라고 하더군요."

그 환자는 자포자기 상태였습니다. 자기도 의사지만 이렇게 답이 없는 경우를 당하고 보니 어떻게 해야 할지 경황이 없었던 것입니다.

"그것은 아무도 모르는 일입니다."

환자가 의사인 까닭에 웬만한 건 다 알고 있었고, 그렇기 때문에 내 말은 환자를 위한 립서비스 정도로 받아들여질 소지가 있었습니다. 하지만 나는 립서비스로 그 말을 한 게 아니라 실제로 암을 치료해가다 보면 설명할 수 없는 일들이 종종 일어난다는 것을 알기 때문에 한 말이었습니다.

그는 병의 원인은 몰랐지만 한 가지 다행스러운 점이 있었습니다. 부인이 지극한 정성으로 간호한다는 것이었습니다. 부인이 나의 치료를 믿으며 누구보다 적극적으로 따라주었습니다. 제대로 걷지도 못하는 남편을 부축하고 다니면서 몸에 좋다는 음식은 다 해서 먹였습니다. 늘 기도하고 반드시 살아날 것이라는 축복도 잊지 않았습니다.

부인의 정성에 감동해서인지 그 환자는 치료를 시작한 지 두 달 만에 면역 수치가 올라가기 시작했습니다.

"2주 전보다 훨씬 좋아지셨네요? 지난번보다 지내기가 더 좋으시죠?"

"그런가요?'

반신반의하는 환자 옆에서 아내는 눈물을 흘렸습니다.

3개월을 살 것이라고 한 환자는 치료한 지 3개월째 접어들자 일상적인 생활을 하는 데 전혀 무리가 없을 정도로 좋아졌습니다.

"이 정도면 다시 복귀가 가능하겠습니까?'

"예, 점점 좋아지고 있으니까 복귀를 해도 무리가 없을 것 같습니다."

나도 그가 복귀를 생각하게 될 정도로 빨리 회복할 줄 몰랐습니다. 치료를 받던 병원에 검진을 받으러 가니 의사들도 어떻게 해서 이런 결과가 나왔는지 다들 깜짝 놀랐습니다.

내 환자는 석 달 만에 다시 현업에 복귀했습니다. 그는 종합병원 이비인후과 의사로 하루 종일 바쁘게 환자들을 진료하고 시간이 나면 다른 이들을 위해 봉사하며 지내고 있습니다.

세상에는 원인을 모르는 일이 많습니다. 그의 암이 어디서 시작되었는지를 밝혀내지 못했듯이 암이 어떤 계기로 그의 몸에서 힘을 못 쓰고 있는지도 밝혀내지 못했습니다.

환자들은 모르는 일에 대해서 알려고 하지 말고 마음 편하게 하나님께 모두 맡겨버리면 됩니다. 인간이 그분의 뜻까지 알 수는 없기 때문입니다.

너무 힘든 운동은 피하고 내 몸에 맞는 운동을 찾아라

암 환자들에게 운동은 과격하거나 격렬하기보다는 신체를 부드럽게 하거나 피로를 풀고 기를 살아나게 하는 게 좋습니다. 운동을 함으로써 기분이 상쾌해지고 투병에 용기와 자신감이 생긴다면 좋은 운동입니다.

몸짱 열풍이 불면서 운동 신드롬이 커지고 있습니다. 운동을 하면 다 좋은 줄 압니다. 운동은 분명 몸에 좋지만 과하면 오히려 건강을 해칩니다. 내 환자들 중에도 운동은 무조건 좋다고 생각하여 너무 열심히 하는 분도 있습니다. 반대로 너무나 힘들다고 제대로 안 하는 분도 있습니다. 두 경우 모두 바람직하지 않습니다. 모든 것은 과하면 균형이 깨어지고, 모자라면 또 문제가 생깁니다.

암 환자들의 경우 자신에게 알맞은 적절한 운동을 하는 것이 너무나 중요합니다. 흔히 일반인들은 운동이라 하면 격렬하게 몸을 움직이거나 땀을 많이 흘리는 과격한 동작을 운동이라고 생각하기 쉽습니다. 그러나 암 환자들에게 좋은 운동은 과격하거나 격렬하기보다는 신체를 부드럽게 하거나 피로를 풀고 기를 살아나게 하는 운동입니다.

운동을 함으로써 기분이 상쾌해지고 투병에 용기와 자신감이 생긴다면 그 운동은 암 환자에게 좋은 운동입니다. 운동은 스트레스로 굳어진 몸을 풀어주는 역할을 합니다. 위축되고 두려웠던 마음도 운동을 하는 동안에는 털어버릴 수 있습니다. 내가 몸을 위해 무엇인가 하고 있다는 느낌! 운동을 하는 것 자체가 건강을 찾아간다는 느낌이 들어 환자에게 자신감을 심어줄 수 있습니다.

암 환자들은 몸을 많이 움직이는 운동보다 맨손체조 같은 몸을 유연하게 풀어주는 운동이 좋습니다. 평소에 잘 쓰지 않던 근육을 스트레칭 하듯이 쭉쭉 펴주는 운동이 필요합니다. 암 환자들은 칼로리 소비가 많은 운동은 힘이 들어서 할 수도 없을 뿐더러 힘들게 운동을 할 경우 오히려 투병에 역효과가 날 수 있습니다.

운동을 하는 것이 좋다는 맹신을 가지고 칼로리 섭취량이 부족한 상태에서 에너지를 소비하게 되면 오히려 생체 밸런스와 면역을 떨어뜨리기 쉽습니다. 산책이나 걷기, 줄넘기, 등산, 수영 등을 조금 땀이 맺힐 정도로 하는 것이 좋습니다. 이런 운동은 비용도 별로 들지 않으면서 신체를 고루 건강하게 해주는 효과가 있습니다.

특히 등산이 좋은데, 새소리, 바람소리와 같은 자연의 음성을 들으며 용기를 다지는 시간을 가질 수 있습니다. 더불어 나무가 뿜어내는 마이너스 음이온을 접할 수 있는 양득의 효과가 있습니다.

운동을 할 때 주의해야 할 점은, 경쟁력을 유발시키는 점수를 매기는 운동은 좋지 않다는 것입니다. 1 대 1, 2 대 0 이런 식으로 점수가 매겨지는 테니스나 탁구, 축구 등은 자칫하면 스트레스를 유발할 수 있습니다.

운동의 강도는 스스로 조절할 수밖에 없습니다. 그 기준은 운동을 하고 난 뒤 상쾌함이 있는지 피로감이 있는지 잘 살펴보는 것입니다. 피로할 정도로 운동을 하면 곤란합니다. 암 환자가 하기에 좋은 운동으로는 등산과 팔을 앞뒤로 세차게 흔들며 빨리 걷는 것, 예전에 했던 국민체조와 같은 맨손체조, 그리고 스트레칭입니다.

나는 틈만 나면 연구실에서 팔과 다리를 쭉쭉 뻗습니다. 다리를 쭉 뻗고 발가락 하나하나에 힘을 주기도 하고 팔을 비틀기도 합니다. 몸을 중심에서 바깥으로 밀어내는 기분으로 쭉쭉 뻗는데, 이러한 스트레칭도 5분 정도 하다 보면 땀이 촉촉이 배어납니다. 스트레칭은 의자에 앉거나 누워서도 할 수 있으므로, 틈만 나면 해보면서 안 쓰는 근육을 긴장시키는 것도 좋습니다.

그 밖에 권하는 것은 팔을 앞뒤로 흔들며 빠르게 걷기입니다. 걸으면서 박수를 치기도 하고 웃기도 하라고 합니다. 이때 하나 둘 구령을 붙여가며 씩씩하게 하거나, 자신에게 신명을 불어넣는 구호를 외치는 것도 좋은 방법입니다.

예를 들면, “나는 낫는다” “나는 치유될 수 있다” “이 정도 병이야

내가 극복할 수 있다” “하나님께서 다 치료해주신다” 등을 외쳐보는 것이 좋습니다. 이런 구호들은 강한 확신을 갖게 합니다. 걷고 뛰는 가운데 새로운 힘과 의지가 생길 것입니다.

해가 진 뒤에는 분을 품지 말라

무엇인가에 눌린 듯이 갑갑하다, 가슴이 답답하다, 소화가 안된다, 한대 맞은 듯이 머리가 띵하다, 가슴이 벌렁거린다…. 이것은 스트레스를 받고 있다는 증거입니다.

마음을 다스리는 것이 가장 어렵습니다. 그중에서도 가장 어려운 것이 화를 다스리는 것입니다. 불길은 스스로 사그라져 잿더미가 되어야 비로소 잡히는 것처럼 마음속에서 끓어오른 화도 온몸의 기력이 다 소진되어야 잡힙니다. 남아 있는 응어리가 다 타야 잡히는 것입니다. 마음을 다스릴 수 있으면 인생을 다스릴 수 있고 병도 다스릴 수 있습니다.

크리스천들은 하나님의 은혜를 받고 그 은혜를 기억하면 언제든지 화가 난 마음을 다스릴 수 있습니다. 사실 '스트레스'란 나쁜 말이 아닙니다. 스트레스, 즉 긴장감은 느슨한 육체와 정신을 딱 맞는 옷처럼 꽉 죄어줍니다. 운동이나 자세 바르게 해서 앉기 같은 것은 육체에 가하는 일종의 스트레스입니다. 책읽기나 생각하기 역시 정신에 적당한 스트레스를 줍니다. 이처럼 적당한 강도의 스트레스는 오히려 건강에 도움이 됩니다. 다만 긴장이 과도해 병적인 상태가 될 때가 문제가 되는 것입니다.

건강한 사람도 스트레스 관리를 잘해야 하지만 아픈 사람들, 특히 암 환자들은 스트레스 관리에 더욱 신경을 써야 합니다.

"악성종양입니다"라는 선고(?)를 받는 순간 엄청난 스트레스를 받습니다. 그것이 일생 동안 받은 스트레스 중에서 가장 큰 것일 수도 있습니다. 이때 받은 스트레스는 투병하는 동안 둔화되겠지만 그 충격은 계속 간다고 봐야 합니다.

'무엇인가에 눌린 듯이 갑갑하다, 가슴이 답답하다, 소화가 안 된다(스트레스 때문이 아니라 정말로 안 되는 경우도 있다), 한 대 맞은 듯이 머리가 띵하다, 가슴이 벌렁거린다'라고 내게 호소하는 환자가 많습니다. 그때마다 환자의 얼굴을 보면 '이분은 지금 스트레스를 받고 있구나'라는 느낌이 옵니다.

나는 환자들이 스트레스 관리를 잘 하도록 몇 가지 조언을 합니다. 일명 마음을 다스려주는 스트레스 관리 십계명입니다.

첫째, 상상으로 미리 걱정하지 말라!

둘째, 사람들과 대화하라.

셋째, 다른 일로 관심을 돌려보라.

넷째, 라이프스타일을 바꿔보라.

다섯째, 적당한 운동을 하라.

여섯째, 우선순위를 정하라.

일곱째, 묵상하라.

여덟째, 봉사자가 되라.

아홉째, 말을 줄이고 기도로 풀라.

열째, 자신만의 스트레스 대처법을 계발하라.

이중에서 첫 번째 항목인 상상만으로 미리 걱정하지 말라는 것만 제대로 지켜도 가슴을 짓누르는 죽음의 공포에서 어느 정도 해방될 수 있습니다.

'말기가 되면 상상할 수 없을 정도로 아프다던데, 그게 어느 정도일까?'

'나는 과연 언제쯤 죽을까?'

이런 생각은 쓸데없는 걱정을 불러옵니다. 서양 속담에 '오늘 일은 오늘 걱정하라'는 말이 있습니다. 내일 일을 미리 걱정하지 말라는 뜻입니다. 내일 그 일이 일어날 수도 있고 일어나지 않을 수도 있다. 마찬가지로 아프지 않을 수도 있고 건강을 되찾아 일어날 수도 있습니다.

사람들과 대화하라고 해서 같은 병에 걸린 사람과 대화하는 것은 좋을 게 없습니다. 병원에서 환자들끼리 주고받는 수다는 간혹 치명적인 경우가 있습니다.

"글쎄, 이 옆 침대에 있던 사람도 그러다 죽었대."

이러한 대화는 저주나 다를 바 없습니다. 병원에는 암 환자만 모아놓는 것도 아니고 온갖 환자들이 다 섞여 있습니다. 저마다의 입장에서 이야기하다 보면 부주의한 대화가 될 수 있습니다. 같은 암 환자와 대화하는 것도 그리 좋은 것은 아닙니다. 암을 극복한 사람들이나 마음을 털어놓을 수 있는 친구들과 대화를 하는 것이 좋습니다. 대화를 하기 위해서는 대화 상대를 좀 가려야 합니다. 보호자들이 이 역할을 대신 해주어야 합니다.

취미를 만들어 다른 데로 관심을 돌리거나 적당한 운동을 해서 항상 머릿속을 짓누르는 암에서 벗어나는 것도 좋습니다. 특히 운동은 몸을 건강하게 만들기 위해 무엇인가를 하고 있다는 자신감과 성취감을 심어줄 수 있어 어느 의사나 적극 권장합니다. 스트레스가 생활 자체에서 오는 것이라면 라이프스타일을 바꿔보는 것도 도움이 됩니다.

묵상의 시간도 필요합니다. 묵상이란 마음에 무엇을 채워내는 시간이 아니라 마음을 비워내는 시간입니다. 맑은 햇빛을 묵상하든, 눈앞에 있는 나무를 묵상하든, 예수님의 생애를 묵상하든 좋아하는 것을 하면 됩니다. 단, 스트레스를 받을 만한 것, 특히 암을 묵상하면 안 됩니다.

말을 줄이고 기도하는 것을 나는 적극 권합니다. 서운한 것이나 가슴에 맺힌 것, 억울한 것은 보호자나 다른 사람에게 말하기보다 하나님께 말을 하라는 것입니다. 보호자는 그것으로 인해 마음을 상할 수 있고, 또 그 때문에 환자에게 도리어 스트레스를 줄 수 있지만 하나님은 모든 말을 다 들어주십니다. 하나님만큼 열린 귀와 마음을 가진 분은 없기 때문에 다 쏟아내어도 됩니다. 통곡하며 기도할 수도 있고, 침묵으로 기도할 수도 있고, 나지막이 조곤조곤 기도할 수도 있습니다. 나는 기도의 힘을 믿습니다.

마지막으로 스트레스를 푸는 자기만의 방법을 하나 정도 만들어 놓는 것이 좋습니다. 노래를 부르거나 성경을 읽거나 찬송가를 부르는 등 자신의 기분을 좋아지게 만드는 것을 해보도록 합니다.

그리고 무엇보다 잘 자야 합니다. 어떤 면에서는 잘 자기 위해서 운동도 하고, 깨끗한 공기도 호흡하고, 마음도 다스린다고 할 수 있습니다.

크리스천은 자신의 마음에 쉼을 주어 극도의 스트레스나 분노, 불평, 불만, 시기, 미움, 질투를 다스려야 합니다. 마음에 분노나 욕심이 있으면 잠이 오지 않는 법입니다.

'분을 내어도 죄를 짓지 말며 해가 지도록 분을 품지 말고 마귀에게 틈을 주지 말라.(에베소서 4:26~27)'

하나님께서 하신 이 말씀에 모든 답이 있습니다.

세 번째

나는 기도하는 의사입니다

나는 기도하는 의사입니다

의사에 대한 믿음은 환자에게 그 어떤 것보다 중요합니다. 의사에 대한 확신이 없다면 치료 과정에서 불신이 쌓이게 됩니다. 환자가 어떠한 경우든 의사를 믿고 따라야 치유의 역사가 시작됩니다.

외과의사로서 나는 꽤나 운이 좋은 편에 속합니다. 수천 건의 수술 과정에서 재수술이 없는 점은 하늘이 도왔다고 말할 수밖에 없습니다. 더욱 운이 좋은 점은 15년 동안 환자를 수술하면서 단 한 건의 분쟁에도 휘말리지 않았다는 것입니다. 나름대로 수술에 최선을 다했고 환자들 역시 내가 자신들을 위해 최선을 다했다는 것을 알아주었습니다.

"교수님 봐서라도 일어나라."

병상에 있는 환자에게 보호자는 이렇게 말하곤 했습니다.

내가 수술한 환자의 경우 나는 아침이나 저녁, 혹은 한밤중이라도 틈이 나면 수시로 돌아보며 수술 부위를 확인했습니다. 대부분 수술이 잘되었는지 잘못되었는지 알기 위해 복강 내에 분비물이 빠져나올 수 있는 도관을 꽂습니다. 도관에서 정상적인 분비물이 아닌 염증을 일으킨 분비물이나 피가 나오면 재수술을 해야 하는 징표로 삼습니다.

수술 직후에는 대개 분비물 때문에 고생을 합니다. 도관에서 흘러나오는 분비물로 붕대가 쉽게 젖습니다. 가뜩이나 수술을 해서 몸이 편치 않은데 분비물 때문에 상처 부위가 젖어 있어 더욱 힘듭니다. 보통 하루에 한 번 정도 갈아주지만 나는 수시로 가서 조금이라도 젖어 있으면 갈아주곤 했습니다. 즐거워지라고 농담을 건네고, 그러고 나서 불편한 데는 없는지 물어보았습니다.

환자에게 필요한 것은 이러한 작은 관심입니다. 관심을 기울여주면 환자들은 빨리 기력을 회복하고, 빨리 낫습니다. 내 환자들이 다른 의사들의 환자보다 예후가 좋았던 것은 이런 간단명료한 이유 때문일 것입니다. 의사들이 자기 환자에게 조금만 더 관심을 가져주면 환자들은 훨씬 불만 없이 병원 생활을 할 수 있고, 그러면 예후도 좋은 것입니다.

조금만 부지런하면 친절한 의사는 누구나 될 수 있습니다. 나는 친절한 의사를 넘어 하나님의 의사가 되고 싶었습니다. 환자를 위해 손을 잡고 나는 늘 기도를 드렸습니다. 종교는 가끔 상식을 초월합니다. 독실한 불교 신자든 여호와의 증인을 믿는 환자든 벼랑 끝에

셨을 때는 무엇인가를 간구합니다.

의사가 환자를 살려 달라고 눈물을 흘리며 기도하면 자포자기했던 환자들도 마음을 돌리게 됩니다. 그러다 보면 실낱같은 희망에 매달려 살아나는 기적이 간혹 있습니다. 때로는 세상을 떠나기도 하지만, 그때도 예전과 달리 편안한 마음으로 눈을 감았습니다.

의사들도 사람인만큼 돌보던 환자가 세상을 떠나면 흔들리게 됩니다. 그 중압감을 못 이겨 술도 마시고 담배도 피웁니다. 의사들의 평균 수명이 그 어떤 직업군보다 짧다는 것은 의사들이 얼마나 스트레스를 받고 있는지 여실히 증명해줍니다. 평생을 중압감과 싸우다 보면 다른 사람보다 빨리 지치게 됩니다. 특히 수술을 해야 하는 외과의사들은 하루에도 몇 번씩 삶과 죽음의 현장을 넘나들며 반쯤 죽었다 반쯤 살아납니다.

하루에도 몇 번씩 생과 사를 넘나드는 가운데 의사 생활에 서서히 익숙해지더라도 죽음 앞에서 흔들리지 않는 의사는 없습니다. 어떤 상황에서도 냉정을 지키는 차가운 강철 심장을 가진 의사는 극히 드뭅니다. 대부분의 수련의들은 환자가 죽으면 그날은 멀미를 하는 날입니다. 멀미를 참기 위해 많은 수련의들이 술과 담배를 찾습니다. 나는 그럴 때마다 술과 담배 대신 기도에 의지했습니다. 하루 종일 기도하며 하나님께 모든 걸 맡겨버리니 죽음 앞에서도 평화가 찾아왔습니다.

'하늘의 뜻이니 어찌하겠는가!' 라며 안타까움을 접었습니다.

삶이 좋은 것이고 죽음이 나쁘다고 생각하는 것은 인간이 가진 오만입니다. 이 오만을 버리자 죽음 앞에서도 흔들리지 않게 되었습니다. 강철의 심장과는 다른 종류의 평화가 찾아온 것입니다.

대신 나는 매 순간 환자에게 충실함으로써 하나님의 의사로서의 내 의무를 다해야겠다고 다짐했습니다. 의사로서 할 수 있는 도리를 다하지만, 최종 생사 여탈권은 하나님께 있음을 새긴 것입니다.

그 순간 모든 근심과 번민은 사라졌습니다. 환자를 위해 기도를 함으로써 나의 번민이나 자책까지도 하나님께 맡긴 셈이 되었습니다. 그때부터는 죽음을 보더라도 두렵거나 자책에 휩쓸리지 않았고, 죽음을 앞둔 암 환자도 더욱 편안한 마음으로 돌볼 수 있었습니다. 수술 역시 누구보다 편한 마음으로 할 수 있었습니다.

환자들도 내가 기도를 하면 자신들을 돌볼 준비가 되었다는 것으로 생각했습니다. 단지 한 사람의 의사가 아니라 하나님의 의사로서 나의 모든 것을 헌신할 것이라고 믿었습니다. 하나밖에 없는 자신의 목숨을 하나님 앞에 한 점 부끄럼 없이 돌봐줄 것이라는 믿음!

나의 환자 중에는 수혈을 거부하는 여호와의 증인 신자도 있었고, 참선 신봉자나 도를 믿는 모교도도 있었으며 스님도 몇 분 있었습니다. 이분들과 모두 손을 잡고 머리를 맞대고 기도를 했습니다. 내가 대표로 기도를 했지만, 마음속으로는 자신의 신을 찾았을 수 있습니다. 어찌되었든 그들은 성공적으로 수술과 투병을 마치고 퇴원했습니다.

의사에 대한 믿음은 환자에게 그 어떤 것보다 중요합니다. 의사에 대한 확신이 없다면 치료 과정에서 불신이 쌓이게 됩니다. 최악의 경우 병원을 옮기는 사태까지 발생할 수 있는데, 이것은 환자를 위해서 손해입니다.

환자는 어떠한 경우든 의사를 믿고 따라야 치유의 역사가 시작됩니다. 믿음은 의사도 살리고 또한 환자도 살리는 길인 셈입니다. 하나님께서 고쳐주신다는 마음으로 주를 의지하는 것이 나는 기도의 힘이라고 믿습니다. 나는 늘 환자를 위해 기도합니다.

어디로 향하느냐 하는 방향성이 중요하다

간혹 치료의 갈림길에서 삶의 질이냐, 혹은 양이냐를 선택해야 하는 경우가 생깁니다. 나는 이 경우 무리하지 않은 치료, 삶의 질을 고려한 치료를 권합니다.

사람이나 세포나 언제까지나 살 수만은 없습니다. 어떤 존재든 열심히 사는 것만으로는 곤란합니다. 어떤 식으로든 종말을 맞이해야 합니다. 중요한 것은 종말을 맞이하기까지의 과정입니다.

세포가 죽는 이유는 세 가지가 있습니다. 화상 등 외부의 자극에 의한 물리적 손상을 입거나, 세포가 노화되어 각질의 형태가 되었거나, 아폽토시스에 의해서입니다. 아폽토시스란 건강한 생명을 유지하기 위해 일부 건강한 세포가 스스로 죽어주는 것을 일컫는 말입니다. 세포 변형이 일어난 세포 역시 저절로 자연사를 선택합니다. 그러나 간혹 그러지 않는 것이 있는데 바로 암세포입니다. 암세포에서는 유일하게 아폽토시스가 일어나지 않습니다.

사람도 어떤 점에 있어서는 마찬가지입니다. 연세가 다 되면 후손을 위해 저절로 자리를 비워주는 것이 거룩합니다.

열심히 산다는 것은 당연한 일입니다. 그러나 열심히 산다는 것만으로는 옳지 않을 때가 있습니다. 암도 따지고 보면 열심히 사는 존재입니다. 암처럼 열심히 증식하는 존재도 없을 것입니다. 중요한 것은 방향성입니다. 어떤 방향으로 열심히 사느냐 하는…….

무조건 열심히만 살면 다른 사람에게 해를 끼칠 수 있습니다. 암세포처럼 다른 세포를 짓밟을 수 있습니다. 생존의 문제에 있어서는 더불어 잘 사는 지혜가 필요합니다. 이것은 암을 치료하는 데도 마찬가지입니다. 암에 걸린 환자들도 더불어 잘 사는 삶에 눈을 돌려야 합니다. 나는 암을 치료하는 하나의 행동 철학으로 봉사를 역설합니다.

'아픈데 무슨 봉사?' 라고 할 수 있겠지만, 봉사란 감사하는 마음에서 우러나옵니다. 지금 이 순간, 내 삶에 대해서 감사하면 봉사를 해야 하는 이유가 있는 셈입니다. 혼자 먹으려고 하는 것은 나누어야 하고, 나만 더 오래 살아야 한다는 욕심을 버려야 합니다. 언제든 나의 모든 것을 나눌 수 있고, 언제든 살기 위해 발버둥치지 않고 죽음을 겸허하게 맞이하겠다는 자세가 필요합니다.

환자 가운데 지나친 욕심에서 헤어나지 못하는 경우를 종종 봅니다. 누구나 살아야 할 이유가 있지만, 때로 그렇지 않은 상황을 맞이

할 수도 있습니다. 암에 걸렸다는 사실 자체가 어느 정도는 수명대로 살 수 없는 것을 뜻합니다. 투병에서 중요한 것은 살아야 한다는 의지입니다. 그러나 어느 한 순간에는 삶에 집착하지 않는 도사 같은 자세가 필요합니다.

최후의 순간까지 의학적인 모든 처치를 받아야 하고, 의사가 나에게만 더 많은 관심을 보여주어야 하고, 내가 다른 환자보다 더욱 치료 경과가 좋아야 하는 것은 지나친 경쟁 심리입니다. 암 치료를 받을 때 경쟁만큼 위험한 것은 없습니다. 경쟁하는 순간 스트레스를 받고, 그 순간 몸의 밸런스는 깨어집니다. 반대로 도사처럼 비우는 것은 투병에 도움이 됩니다. 내가 가진 것들을 나눠주면, 그 비운 자리에 다른 것이 채워집니다. 그것은 진정한 삶의 기쁨입니다.

내가 가졌던 재산을 필요한 사람들에게 나눠주고, 내가 가졌던 재능을 다른 사람을 위해 쓰고, 모든 집착을 버리고 순리에 따르는 자세로 임하면 그곳에 평화와 기쁨이 채워집니다. 그것은 우물 바닥에서 물이 솟아나듯 끊임없이 나를 채웁니다. 그때 발견하는 삶의 기쁨은 모든 것을 움켜쥐고 있었을 때에 비할 바가 아닙니다. 암 치료를 할 때 구제봉사 요법이 있는 것도 바로 이런 기쁨을 발견하라는 이유에서입니다.

암에 걸려서까지 남아 있는 재산을 걱정하고, 자식들이 그것을 어떻게 쓸 것인가로 고민하고, 다소 무리하다 싶은 진료를 요구하는 경우가 있습니다. 수술을 해봐야 오히려 손해만 날 것인데도 수술을 요구하거나 몸이 견딜 수 없는데도 약물 치료를 강행하기도 합니다.

'내가 저 치료(수술이나 약물 치료)만 받으면 더 좋아지겠지' 싶어도 그렇지가 않습니다. 인간의 몸은 과한 걸 받아들이면 반드시 탈이 나게 되어 있습니다. 반대로 조금 덜하다 싶은 쪽이 몸에 무리가 없습니다.

나는 힘든 치료를 고집하다 삶의 질은 물론 수명까지 단축시키는 결과를 초래하는 걸 종종 봅니다.

그 대표적인 경우가 노령 환자의 수술입니다. 75세 정도면 나는 천수를 누렸다고 여깁니다. 암에 걸려서도 70세 이상까지 살았으면 오래 살았다고 생각합니다. 그 정도 살았으면 뒷사람에게 비워주고 떠날 때도 되었습니다. 이 말은 다분히 오해의 소지가 있겠지만 그런 각오로 치료에 임하라는 것입니다. 치료에서도 아집과 욕망을 비우면 오히려 더 많은 것을 얻을 수 있습니다.

치료를 받을 때도 방향성이 중요합니다. 무리하게 고생하면서 더 사는 것과 마음 편하게 조금 덜 사는 것! 간혹 치료의 갈림길에서 삶의 질이냐, 혹은 양이냐를 선택해야 하는 경우가 생깁니다. 나는 이 경우 무리하지 않은 치료, 삶의 질을 고려한 치료를 권합니다. 조금 비우면 분명 더 많은 것을 얻을 수 있습니다.

우문현답이 필요한 때

생존한 환자는 운이 좋아서 저승사자가 안 데리고 간 게 아니라, 자신의 의지로 전혀 다른 삶을 개척하고 있기 때문에 살아있는 것입니다. 확률이 틀린 게 아니라 그의 의지가 승리한 것인데, 의사들은 가끔 그 미묘한 차이를 무시합니다.

암 환자들은 보다 많은 정보를 알려고 합니다. 암 환자들이 가지고 있는 갈증은 참으로 많은데, 그 갈증의 근원은 내가 과연 앞으로 얼마나 살 수 있을 것인가, 내가 암을 이길 수 있을 것인가? 하는 것입니다. 그러나 그것은 어느 누구도 가르쳐줄 수 없습니다.

의사들은 흔히 2년을 못 버티겠다, 6개월이나 적게는 한 달, 더 적게는 이번 주를 못 버티겠다, 라는 말을 합니다. 의사들에게는 딜레마가 있습니다. 환자에게 생을 정리할 시간을 주어야 하는 것과 동시에 환자들의 치료 의지를 북돋워주어야 한다는 것입니다.

만약에 생이 얼마 남지 않은 환자라면 정리할 시간을 갖도록 가르쳐주는 것도 필요합니다. 정리에 대해서 전혀 생각지 않고 있는 환자라면 그것을 일깨워주는 것이 필요할 수도 있습니다. 반대로 마음이 약한 사람에게는 의사의 이 한마디가 사형선고나 마찬가지로 들리게 됩니다. 그는 언제까지 살 수 있을 것이란 의사의 말을 곧이곧대로 받아들이고 미리 포기할 수 있습니다. 이외에도 여러 가지 가능성이 있습니다.

환자들이 의사에게 많은 것을 물을 때는 겁이 나기 때문입니다. 의사라면 대답을 먼저 해주기 전에 이런 환자의 심리를 꿰고 있어야 합니다.

"2~3개월 정도 봅니다. 각오하세요."

암에 대해서 물어오는 사람에게 '각오하고 있으라!'는 식의 설명은 전혀 도움이 되지 않습니다. 생이 얼마 남았는지 의사가 안다는 것도 교만입니다. 6개월밖에 안 남았다고 하는 사람이 3~4년씩 잘 살고 있고, 심지어 2~3개월도 힘들다고 한 환자도 3년 넘게 생존하는 경우가 얼마든지 있습니다. 반대로 3년은 생존할 수 있을 것이라고 한 사람이 몇 달 만에 죽을 수도 있습니다. 삶에는 예외가 너무나 많습니다.

현대 의학이 아무리 진보된 기술로 계량화시킨다고 해도 수치로써 인간을 표현하지 못합니다. 따라서 의사는 마지막 순간까지 환자에게 위로와 격려, 그리고 축복을 아끼지 말아야 합니다.

투병을 하다 어느 순간, 고비를 넘을 경우 환자들이 먼저 그 징후를 느낍니다. 환자들은 하루 종일 삶과 죽음을 생각하는 사람들이다 보니 의사보다 더 예민합니다. 이때 이들이 "선생님 저 얼마나 살까요?" 같은 질문을 했다면, 의사들이 해줄 수 있는 일은 그들의 말에 최대한 귀를 기울이는 것, 그들이 원하는 것을 해주는 것입니다. 이때 의사의 한마디는 환자를 죽일 수도 있고 살릴 수도 있습니다.

"내가 얼마나 살 것 같습니까?"라고 묻는 환자의 심리는 거의 같습니다. 살 수 있는 날이 얼마나 남아 있는지, 남은 날들을 정확히 확인해보고 싶은 것이 아니라, 지푸라기라도 잡고 싶은 심정으로 얼마나 살 것인지 간절히 묻는 것입니다. 앞으로도 오래 잘살 수 있을 것이라는 가능성을 권위 있고 믿을 만한 사람으로부터 확인받기 위해서 물어보는 것입니다.

이런 경우 의사는 환자에게 확신에 찬 어조로 설명해줄 필요가 있습니다.

"암은 전적으로 본인과 보호자가 노력하기 나름입니다. 낫게 된다는 믿음을 가지고 같이 노력하면 됩니다. 하나님은 낫게 해주십니다. 지금까지 암에 걸리면 무조건 다 죽는다고 알고 있었다면 이제부터 '나만큼은 예외다'라고 생각하십시오. 누구나 예외가 될 수 있습니다. 확률은 그다지 중요하지 않습니다."

이것은 거짓말도 아니고 환자를 위해 하는 립서비스도 아닙니다. 일반적인 생존율 같은 확률은 의학에서 사실상 무의미합니다. 암은 바로 자기 자신과의 싸움이기 때문입니다. 따라서 가장 정확한 답은, 보통 몇 개월쯤 산다고 말해 주는 것이 아니라, 자기 자신과의 싸움이라는 걸 알려주고 투병 의지를 북돋우는 것입니다.

내 환자 중에는 가끔 의사의 말에 상처를 받고 와서 내게 하소연을 하는 경우가 있습니다. 그중에는 처음 암 선고를 받을 때 의사로부터 3개월 정도 살 수 있을 것이라는 말을 들었지만 3년째 생활에 불편함이 없을 정도로 건강을 유지하고 있는 환자가 있습니다. 그는 지금도 정기적으로 검사를 받으러 가는데 그때마다 담당 의사가 "당신, 아직도 살아 있느냐?" 하며 놀라워한다고. 의사한테 "아직도 살아 있느냐" 라는 말을 들을 때면 몹시 씁쓸해진다고 합니다. 의사의 말이 마치 '당신 죽을 사람이었는데, 참 운이 좋군요. 한번 지켜보겠습니다'라고 하는 것처럼 들린다는 것입니다.

그 환자는 운이 좋아서 저승사자가 안 데리고 간 게 아니라, 자신의 의지로 전혀 다른 삶을 개척하고 있기 때문에 살아 있는 것입니다. 확률이 틀린 게 아니라 그의 의지가 승리한 것인데, 의사들은 가끔 그 미묘한 차이를 무시합니다.

환자들은 끊임없이 의사에게 질문합니다. 의사의 입장에서는 우문이나 다를 바 없어 보이지만 환자에게는 그 하나하나가 선문답 같은 화두를 숨기고 있는 질문입니다. 그 질문에 대해 무시하거나 윽박지르거나 곧이곧대로 대답해서는 곤란합니다. 우문처럼 들리지만 환자의 상태를 그때그때 파악해서 현답을 이끌어내어야 합니다. 어렵지만 의사라면 해야 하는 일입니다.

단순하게 생각하라, 그러면 살 것이다!

현실에 충실하여 나를 정성껏 돌봐주는 보호자를 향해 감사의 말을 한 번 더 해주고, 파란 하늘을 한 번 더 보며 그 아름다움을 느껴보고, 즐거웠던 일을 추억해보는 것…… 이 모든 것들은 환자에게 부작용이 전혀 없는 항암제입니다.

'두드리라, 그러면 열릴 것이다' 라는 성경 말씀이 있습니다. 구하는 자는 얻게 된다는 말입니다. 나는 환자에게 단순하게 생각하라고 말합니다. 그리고 그 단순함을 믿으라고 합니다.

몸이 아프면 걱정과 근심이 많아집니다. 특히 모두가 잠든 밤만 되면 잠을 이루지 못하는 경우가 많습니다. 소변이 자주 마렵고, 가슴이 두근거리고, 땀이 나고, 잠이 안 오고, 현기증이 나고……. 이 모든 증상은 걱정이 부른 것입니다.

걱정을 한다고 해서 이루어지는 것은 아무것도 없습니다. 더 많은 걱정을 부르고 주변 사람들까지 걱정하게 만들 뿐입니다. 모든 것은 생각의 차이가 결정하는데 투병 역시 마찬가지입니다.

수험생들이나 고시를 준비하는 학생들에게 자신감을 불어넣어주는 강한 암시가 필요하듯이 환자들에게도 마찬가지로 투병을 도울 수 있는 강한 암시가 필요합니다. '왜 열심히 사는 내가 하필이면 암에 걸렸는가! 하늘도 무심하다!' 라고 생각하면 하늘이 정말 무심하게 됩니다. 분노와 회한을 담고 있으면 운명은 그 쪽으로 굴러갑니다.

암에 걸렸을 때 종교가 투병에 도움이 된다고 많은 의사들이 말을 합니다. 종교를 통해 마음의 평화를 얻으면 병을 이길 힘도 얻게 된다는 것입니다. 나는 특히 여러 종교 중에도 하나님 믿기를 권합니다. 불교를 폄하하거나 다른 종교를 무시하는 게 아닙니다. 인간은 하나님 안에서만 진정한 평안을 얻을 수 있기 때문입니다.

'무소의 뿔처럼 혼자서 가라'는 건 너무나 고독합니다. 사람이 스스로 깨우쳐 인간의 한계를 극복한다는 것은 거의 불가능한 일입니다. 인간은 근본적으로 약합니다. 약함을 인정하고 강한 존재, 인간을 만든 존재에 기대면 모든 게 해결됩니다. 내가 못 푸는 문제는 전능한 분께 풀어달라고 맡기라는 것입니다.

'하나님이 나를 낫게 해주십니다. 나는 행복합니다' 라고 기도하라고 나는 늘 충고합니다. 모든 세상의 일을 하나님에게 맡겨버리고 주어진 오늘 하루를 충실하게 살라고 권합니다. 약 잘 먹고, 치료 잘 받고, 밥 잘 먹고, 감사하고 좋은 일만 생각하라는 것입니다.

나를 돌봐주는 보호자를 향해 감사의 말을 한 번 더 해주고, 파란 하늘을 한 번 더 보며 그 아름다움을 느껴보고, 즐거웠던 일을 추억해보는 것…….

이 모든 것들은 환자에게 부작용이 전혀 없는 항암제입니다.

암 환자들은 냉정하게 대처할 필요가 있습니다. 나의 능력 밖의 것에는 미련을 버리고 포기하는 자세가 필요합니다. 내가 받지 못하는 치료에 대한 미련, 암 자체에 대한 걱정은 암 환자가 아무리 해봐야 아무런 해결책이 없습니다. 걱정은 짊어지면 짊어질수록 그 무게가 줄어들지 않고 무거워집니다.

'어제보다 오늘 더 나빠졌다는데…. 내일은 얼마나 더 나빠질까?'

이것만 해도 이미 어제 몫의 걱정에다 오늘 몫의 걱정, 내일 몫의 걱정이 더해진 상태입니다. 나는 왜 암에 걸렸을까? 나는 앞으로 얼마나 더 살까? 고통은 얼마나 극심할까? 따위의 답이 없는 걱정들은 영혼을 갉아먹습니다. 불안은 영혼을 잠식합니다.

이런 걱정에 휩싸여 벌벌 떨며 잠을 못 자면 나만 손해라는 것이 몇 시간 안에 증명됩니다. 아침에 피검사를 해보면 면역 수치를 비롯한 간 수치 등 각종 수치가 떨어져 있습니다.

"어젯밤에 잠 못 잤지요? 뭘 그렇게 걱정하시느라 잠을 못 주무셨습니까?"

"못 잔 거 어떻게 아세요?"

"다 나와 있습니다. 또 수치 떨어졌다고 걱정하지 말고 잠을 자세요. 잠 안 자니까 떨어지잖아요."

회진을 할 때 나는 차트를 보며 수치가 얼마나 떨어졌는지 말하지 않습니다. 인상을 쓰면서 심각하게 차트를 쳐다보지도 않습니다. 그런 의사의 행동 하나하나를 환자는 예민하게 받아들이기 때문입니다.

환자는 의사를 관찰하고 의사는 환자를 관찰합니다. 의사가 환자를 관찰하는 것보다 환자가 의사를 더 예민하게 관찰합니다. 차트를 심각하게 열심히 보면 당장 '안 좋구나' 라는 걸 환자나 보호자들은 간파합니다. 투병 기간이 길어지면 환자의 눈치는 그 어떤 형사보다 뛰어나게 됩니다.

나는 이럴 때마다 웃으면서 농담을 하거나 왜 잠을 못 잤느냐고 그 이유를 묻습니다. 그러면 환자들은 대부분 못 잔 이유에 대해서 변명을 늘어놓습니다.

"뭘 걱정합니까? 걱정해봐야 아무런 도움이 안 되는데요. 하나님께 모두 맡겨버리면 됩니다. 기도합시다."

나는 온 마음을 모아 환자의 걱정을 몰아내기 위해 간절히 기도합니다. 기도를 하는 동안 내 기운은 환자에게 전달됩니다. 그는 하나님을 믿지 않더라도 내가 온 힘을 모아 자신을 위해 기도하고 있다는 사실은 믿습니다. 자신을 위해 최선을 다한다는 것도 믿습니다. 그것만으로도 환자는 어느 정도 안정을 찾습니다.

걱정을 없애기 위해서는 자기 최면이 반드시 필요합니다. 누군가 강력하게 자신을 이끌고 돕고 있다는 확신을 심어주어야 합니다. 나는 이때 하나님만큼 든든한 백그라운드가 없다고 생각합니다. 나는 낫는다, 나는 하나님이 낫게 해주신다는 믿음은 종종 기적을 만들어 내기 때문입니다.

공주나 왕비를 다루는 법

환자인 아내가 평소 응석받이에다 왕비 기질을 가졌다면 남편은 좀 더 잘해야 합니다. 기분이 좋아졌다 나빠졌다를 반복하는 조울 증상을 보이며 변덕이 죽 끓는 듯하기 때문입니다. 이런 환자는 한편으로는 받아주면서 한편으로는 권위를 세워 반드시 따르게 만들어야 합니다.

인간의 적응력은 대단합니다. 빙하기에도 인간은 살아남았습니다. 인간의 위대함은 절망의 순간에 일어선다는 데 있는지도 모릅니다. 그러나 인간은 한없이 약하기도 합니다. 동물 중에서 생존이 힘들어 자살하는 동물은 없습니다. 인간만이 절망을 압니다.

암에 걸린 사람들은 조울증과 우울증 등 정신적인 외상도 큽니다. '당신은 죽을지도 모를 병에 걸렸다' 라고 하는데 절망하지 않을 사람 없습니다. 이럴 때 눈치 없는 위로를 하는 사람도 있습니다.

두려움에 약한 사람이 우울증에 잘 걸립니다. 온실 안의 화초처럼 별 탈 없이 살아온 사람의 경우나 여태껏 겪어온 일 중 가장 큰 재난이 암일 경우에는 더욱 휘청거리게 됩니다. 그전에 힘든 일을 겪은 적이 있다면 정신적으로 조금이라도 단련되어 있을 텐데, 그렇지 못하니 충격이 클 수밖에 없습니다. 특히 공주과와 왕비과인 여성이 충격에 더욱 약합니다.

암 환자 중에는 우울증이나 조울증 등의 정신적 외상을 겪고 있는 사람이 많은데, 남성보다는 여성이, 여성 중에서도 남편이 받들어 모시고 살던 공주과나 왕비과가 우울증에 걸리는 경우가 많습니다. 이들은 여태껏 아무런 걱정 없이 보호만 받으며 살아왔기 때문에 정신적으로 단련될 기회가 없었습니다. 그러다 보니 세상을 살아가는 데 필요한 강한 심성을 갖추지 못했고, 따라서 쉽게 우울증에 빠지는 것입니다.

"저 안 이상해요?"

내 환자 중에는 완벽한 왕비마마가 있습니다. 남편이 모회사 사장인데 아내를 참으로 잘 섬기는 분이었습니다. 덕분에 마음고생 한번 안 하고 결혼 생활을 30년간 해온 분이었습니다.

내게 왔을 때는 유방암으로 한쪽 유방을 절제하는 수술을 받았는데도 암세포가 간으로 전이되어 이미 4기 판정을 받은 뒤였습니다. 약물 치료 후유증과 우울증으로 내 방에 들어설 때 그녀의 얼굴은 이미 깊게 그늘이 져 있었습니다.

그 환자는 진료를 마치고 나갈 때마다 안색이 창백하지 않느냐고 간호사를 잡고 몇 번이나 물어보기도 하고, 몇 번이나 다시 와서 "저

괜찮아지겠지요?" 하며 재차 삼차 묻곤 했습니다. 그만큼 사는 데 용기와 자신감이 없다는 반증이었습니다.

그럴 때 나는 "괜찮아졌습니다. 좋네요" 라고 위로했습니다. 실제로 숫자상으로는 면역 수치가 조금 떨어졌더라도 '좋아졌다'고 확신을 심어주곤 했습니다. 곧이곧대로 "2주 전보다 좀 떨어졌습니다. 그동안 무슨 일이 있었습니까?" 라고 묻는다면 그 환자는 그날 집에 가서 잠을 이룰 수 없을 것입니다. 당장 그 자리에서 다리가 후들거린다며 일어나지도 못할 것입니다.

그럼 의사가 거짓말을 하는 게 옳은 것이냐고 묻는 사람도 있을 것입니다. 그러나 나는 반드시 고지하지 않아도 되는 것들, 고지하지 않더라도 특별히 문제가 되지 않는 것에 대해서는 묻어두는 게 환자를 위해 좋다고 생각합니다.

"저 괜찮을까요? 유방이 한쪽 없는데……."

그녀는 생이 오락가락하는 판에 유방을 걱정하고 있을 정도로 천생 여자였습니다. 여자로서의 무력감과 상실감까지 덮쳐 피부색까지 칙칙해질 정도로 그늘이 짙은데다 진료를 받으러 올 때마다 얼굴이 푸석푸석했습니다.

"밤에 잠은 잘 주무셨나요?"

"아니요, 자려고 하면 소변이 마려워서……."

그녀는 진료받을 생각을 하는 것만으로도 긴장해서 잠을 못 이루었습니다. 더 자세히 말하면 '진료를 받고 나서 2주 전보다 더 나빠졌다고 하면 어떻게 할까' 하는 고민에 잠을 이루지 못하는 것이었습니다.

지나치게 긴장하면 누구나 잠이 안 오고 소변이 마렵게 됩니다. 본인은 잘 못 느끼지만 은연중에 내가 과연 괜찮을까, 하는 걱정을 하느라 긴장을 하게 되고, 따라서 밤에 잠을 못 자게 되는 것입니다.

"괜찮습니다. 누가 잡아간다고 밤에 잠을 안 주무세요. 지금 잘 나아가고 있는 중입니다."

나는 한편으로는 환자가 안심하도록 호탕하게 말을 하면서도 다른 한편으로는 그를 다잡기 위해 강하게 말을 하곤 합니다.

평소 응석받이에다 왕비 기질을 가진 아내가 암에 걸렸다면 남편은 좀 더 잘해야 합니다. 그런 환자들은 기분이 좋아졌다 우울해졌다를 반복하는 조울증에 빠지기 쉽기 때문입니다. 이들은 변덕이 죽 끓는 듯합니다. 금세 밥 먹고 싶다고 해서 차려주면 입맛 없다며 휙 돌아앉아버립니다. 이런 환자들은 한편으로는 받아주면서 한편으로는 권위를 내세워 반드시 따르게 만들어야 합니다.

이 환자는 남편이 권위적으로 이것저것 하라고 시키면 또 그런대로 잘 해냈습니다. 밥을 안 먹으면 남편이 이것 다 먹어야 한다고 호통을 쳐서 다 먹이고, 운동을 안 하려고 하면 등을 떠밀어 밖으로 데리고 나갔습니다. 남편은 더할 나위 없는 신사로 갖은 변덕을 다 받아주면서도 한편으로는 엄한 아버지처럼 아내를 다잡았습니다. 그 환자가 잘 투병하고 있는 것은 전적으로 남편 덕분입니다. 심성이 약한 사람은 이렇듯 든든한 보호자가 필요합니다.

지금 그 왕비마마 환자는 처음 내 진료실을 두드릴 때와 달리 얼굴이 아주 밝아졌습니다. 한때 4기였다라고는 아무도 믿지 못할 정도로 활기차고 본래의 멋쟁이 모습으로 돌아갔습니다. 가끔은 농담도 던집니다.

"남편한테 '한쪽만 있다고 해도 많이 사랑해주세요' 라고 했어요."

"잘하셨어요."

유방 복원수술을 하지는 않았지만 여성으로서의 자신감도 회복했습니다. 그 정도의 자신감이라면 굳이 유방 복원수술을 할 필요가 없어 보였습니다. 보통 유방을 절제한 환자들 가운데 20~30대의 젊은 여성인 경우에는 복원수술을 하기도 합니다. 이물질이 몸에 들어가는 것이 아무래도 좋지는 않지만 심리적인 면도 무시를 할 수 없기 때문입니다. 마흔이 넘어간 분들에게는 복원수술을 말리지만 간혹 해달라고 하는 분도 있습니다. 이런 분들은 사실은 왕비마마들입니다. 그러나 내 환자인 왕비마마는 진정한 왕비마마였습니다. 어느 순간 자신의 잃어버린 한쪽 유방을 자신감으로 채웠으니 말입니다.

말 한마디에서 다른 싹이 난다

환자나 보호자, 그리고 방문자들에게 필요한 말은 사랑의 말, 위로가 될 수 있는 말입니다. 환자가 옆에 있을 때는 마음을 가다듬어 말의 씨앗들을 잘 뿌려야 합니다.

암은 잘못된 입에서 나와 환자를 고통스럽게 합니다. 그리고 암은 잘못된 대화를 통해 더욱 나빠집니다. 환자 앞에서 말조심을 해야 하는 이유는 조그만 부주의가 환자들의 의지를 꺾어놓기 때문입니다. 가끔 위로라고 하는 말들이 환자에게는 치명적인 상처가 되기도 합니다.

"너 말이야, 말기 암의 고통이 얼마나 심한지 아니? 고통이 말도 못한대……. 불쌍해서 어떡하니?"

"고통이 엄청나다고 하더라. 그래도 너라면 할 수 있을 거야!"

너라면 할 수 있다는 말은 희망적인 말이지만, 환자는 희망적인 말보다 고통이 엄청나다는 그 말에 더욱 압도당합니다. 내 환자 중에는 얼마나 아플지 미리부터 걱정하고 두려워하다 자살을 기도하는 사람도 있었습니다.

'왜 하필 내가 암에 걸렸을까? 암에 걸렸으니 나는 어차피 죽을 건데……. 어차피 한 번 죽는 거라면 고통 없이 죽고 싶어…….'

자포자기하면 충분히 이런 생각을 할 수 있습니다. 환자들이 가지는 고통에 대한 공포는 상상 이상입니다. 암에 걸린 환자가 고통에 대해 더욱 공포감에 빠지는 것은 대부분은 주워들은 이야기 때문입니다.

"누구누구는 수술 잘못해서 죽었대. 너도 조심해!"

"내가 보기에 네 의사도 별 볼일 없어 보인다. 어떻게 해서 너는 이런 데 입원했니?"

이런 식으로 의료진을 의심하거나 비하하는 말도 곤란합니다.

자신의 목숨이 왔다 갔다 하는 절체절명의 순간인 만큼 환자들은 귀가 얇습니다. 병원을 당장 옮길 것이 아니라면 이런 식의 대화는 의사를 불신하게끔 합니다. 치료는 의사와 환자, 보호자의 공동 작업입니다. 서로 믿고 의지하지 않는 경우에는 서로 힘이 듭니다.

방문자는 환자와 대화를 할 때는 무슨 말을 해야 할지 미리 생각한 다음에 환자와 대화를 하는 게 좋습니다. 만약 대화가 이상한 방향으로 흘러가면 보호자가 가운데 끼어들어 끊어버리도록 하고 미리 방문자에게 환자의 상태나 심리에 대해서 설명을 해주는 것도 좋습니다.

뭐니 뭐니 해도 환자에게 가장 금물인 말은 저주의 말입니다. 이 말은 불행하게도 환자에게 가장 힘을 북돋워주어야 할 가족이나 친구 같은 가까운 사람들이 많이 합니다.

"당신이 그렇게 살았으니까 지금 벌을 받는 거야!"

"이렇게 된 건 다 당신 탓이야!"

보호자들은 가끔씩 극단적으로 쏘아붙입니다. 특히 우리나라 여자들은 전통적으로 한이 많습니다. 그러다 보니 살면서 속상했던 것을 누워 있는 환자에게 퍼붓는 것입니다. 간혹 병원에서 언성을 높이며 싸우는 일도 있습니다.

보호자들의 말을 들어보면 징글징글하다 싶을 정도로 환자가 속을 썩인 경우도 많습니다. 수십 년 동안 바람을 피우며 조강지처의 가슴에 대못을 박거나, 가족을 괴롭히는 등 쉽게 용서하지 못할 짓을 저지른 경우도 종종 있습니다.

한 맺힌 심정을 이해 못하는 바는 아니지만 결국에는 용서를 하는 게 좋습니다. 환자를 위해서뿐만 아니라 보호자 자신을 위해서. 용서를 하고 간병을 잘 해야 나중에 후회하지 않습니다. 인간의 마음은 아무리 강철 같은 미움으로 가득 차 있다고 하더라도 어느 순간 균열을 일으키며 서서히 녹을 때가 있습니다. 그때 후회의 눈물을 흘려봐야 이미 늦습니다. 특히 살 날이 얼마 남지 않은 환자일수록 용서를 해서 마음을 푸는 게 좋습니다. 보내는 순간까지 서로 증오하면서 보내면, 보내고 나서도 미움이 남습니다. 미움은 남은 사람의 인생에도 도움이 될 리 없습니다.

"그동안 내가 잘못을 많이 했는데……. 고맙소."

"그동안 한 것을 생각하면 밉지만 그래도 용서해요."

물론 끝내 서로 용서하지 못하고 헤어지는 경우도 있습니다. 그러면 환자는 환자대로 '너는 다음에 잘 죽을 줄 아느냐' 라는 식으로 증오를 남기고 갑니다. 환자가 세상을 떠나더라도 그가 남긴 증오의 말들은 남아서 아마 귓가를 맴돌 것입니다.

환자나 보호자, 그리고 방문자들이 해야 할 말은 사랑의 말, 위로가 될 수 있는 말입니다. 환자 앞에서는 마음을 가다듬어 말의 씨앗들을 잘 뿌려야 합니다. 부주의하거나 미움이 박힌 말들은 모두에게 상처를 입힐 뿐입니다.

마음으로 보내는 편지

혼자서 대소변을 볼 수 있고 거동할 수 있고 걷고 이동할 수 있으니 감사하고, 뛰고 운동할 수 있으니 감사하고, 지금까지 살게 해주신 하나님께 감사할 수 있으니 감사합니다. 그러고 보니 나는 참 행복한 사람입니다.

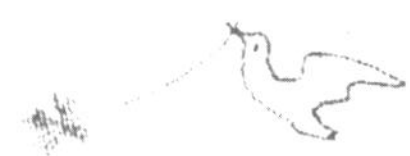

조금 더 살고 싶은 사람에게 죽음을 바라보라는 말은 야박한 말일 수 있습니다. 그러나 여태까지 산 삶이 기적이라는 생각이 들지 않는지 한번 돌아보기를 권합니다. 아무것도 없는 벌거숭이로 태어났지만 살면서 얻은 것이 많을 것입니다. 친구, 가족, 책, 돈, 직장, 명예, 자신감 그리고 무엇보다 지금까지의 삶을 얻었습니다.

'아무것도 없는 내가 참 많은 것을 얻고 살았구나.'

지금까지의 삶에 감사하고, 지금까지의 삶을 이루게 해준 분들을 생각해보는 시간을 가지기를 권합니다. 현재 가지고 있는 것에 감사하면 많은 분들의 도움과 사랑으로 지금까지 잘 지냈다는 것을 깨달을 수 있을 것입니다.

감사의 마음을 적극적으로 표현하는 것도 좋은 일입니다. 상대가 기뻐하는 모습에서 본인도 기쁘고, 삶의 의미를 새로 발견할 수 있을 것입니다. 기쁨을 주고 기쁨을 발견하는 생활을 하면 면역력도 활성화될 수 있습니다.

"그동안 고마운 분에게 편지를 쓰십시오."

의사의 처방치고는 생뚱맞은 것이지만 나는 적극적으로 편지를 쓰거나 카드를 쓰는 것을 권합니다. 우리나라 사람들은 감사와 사랑을 전하는 데 인색합니다. 고맙게 생각하면서도 쑥스러운 나머지 그 마음을 제대로 전하지 못하는 것이 한국적 문화입니다.

"편지 쓰셨습니까?"

"선생님, 쓰다 보니 참 많은 생각을 하게 되었어요."

편지를 쓰면서 환자들은 좋은 생각들을 많이 하게 됩니다. 작은 감사의 선물을 준비하면서 '무엇을 살까' 생각하면 병세를 잠시 잊을 수도 있습니다. 나 말고 남을 생각하는 삶, 긍정적인 마음, 좋은 생각들이야말로 현재의 고통을 잊게 해줍니다.

나는 참 행복한 사람이라고 깨닫고 마음에 평안을 가지는 것이 치료에 많은 도움이 됩니다. 긍정적인 마음으로 치료가 될 것이라는 확신을 가지고 치료를 받는 것과 의심하고 걱정하며 치료를 받는 것은 그 결과가 다릅니다.

'내가 치료를 포기하지 않고 받을 수 있으니 감사하고, 내가 그래도 잘 먹을 수 있으니 감사하고, 내가 잘 수 있고 쉴 수 있고 휴식할 수 있으니 감사하고, 내가 대화를 나누고 위로를 받을 수 있는 사랑하는 가족이 함께 있으니 감사하고, 혼자서 대소변을 볼 수 있고 거동할 수 있고 걷고 이동할 수 있으니 감사하고, 뛰고 운동할 수 있으니 감사하고, 지금까지 살게 해주신 하나님께 감사할 수 있으니 감사합니다. 그러고 보니 나는 참 행복한 사람입니다.'

이렇게 깨닫는 순간 진정한 치유가 시작될 것입니다.

더 가지고 싶은 것, 가지지 못한 것을 시기하는 시간은 독이 되지만, 감사하는 시간은 약이 됩니다. 별기숭이로 대이난 깃을 생긱하면, 그리고 인간이 태어나기까지의 역사를 생각하면 내 삶 자체가 엄청난 의미로 다가올 것입니다. 이렇듯 암 자체만을 깊이 생각하기보다는 암을 계기로 내 삶을 생각하고 돌아보면 살 길이 보입니다. 살 길은 이렇게 스스로 찾아나가야 하는 것입니다.

면역력에 대해서 과학적으로 검증을 해보려는 노력이 많지만, 아직은 검증되지 않은 것이 더 많을 수 있습니다. 수술을 하거나 약만으로는 좋아지지 않습니다. 어떻게 생각하느냐, 어떻게 사느냐에 따라 많은 것이 결정됩니다. 밸런스를 이룬 삶을 살 때 면역력은 증가합니다. 육신의 건강을 추구하듯이 영적으로나 정신적으로도 건강한 삶이 되도록 노력하는 것이 밸런스를 이룬 삶입니다.

나는 환자들로부터 많은 편지를 받습니다. 살면서 참 고마운 인연이라는 생각이 들어 편지를 썼다는 것입니다. 의사들은 병과 싸우게

도와주지만, 병과 더불어 절망하지 않는 생을 살게 전도해주는 사람은 드뭅니다. 나는 그런 전도사가 되고자 합니다.

전도사로서가 아니라 환자를 관찰한 의사로서 확신할 수 있는 점은, 병을 잊고 살아야 덜 아프고 더 잘 견딘다는 것입니다. 병을 잊거나 병으로부터 초월하는 방법은 현재의 삶에 감사하며 사는 것입니다. 이것은 의사로서, 또한 전도사로서의 확신입니다.

암에 걸린 이후의 삶은 덤으로 주어지는 여분

지상에서 마지막으로 남은 날들을 어떻게 쓸지 계획을 해보는 게 좋습니다.
분노하거나 슬퍼하며 우왕좌왕 보내는 동안에도 시간은 흘러갑니다.
시간을 어떻게 쓸 것인지, 어떻게 계획할 것인지 분명한 계획이 있어야 합니다.

환자가 되면 내가 이 세상에서 제일 힘들고 외롭고 저주받았다는 생각이 들게 됩니다. 왜 하필이면 내가 암에 걸렸는지 하늘이 원망스럽습니다. 모든 사람들이 가지는 마음입니다.

누가 잘해주면 잘해주는 대로 '내가 곧 죽을 것이라서 잘해주는가 보구나' 라고 생각하고, 못하면 못하는 대로 또 짜증이 납니다. 아무도 나의 처지를 대신할 수 없고, 그렇기 때문에 내 마음을 알 수 없어서 외롭고, 내가 이렇게 힘든 줄 몰라주는 게 또 섭섭해집니다. 이래도 짜증, 저래도 짜증인 까다로운 사람이 되어버립니다. 이렇게 되면 가족들도 서서히 지칩니다. 이러지도 저러지도 못해 될 수 있으면 피하려고 합니다. 이런 환자는 의사도 일단은 피하고 싶은 마음이 먼저 듭니다.

주변 사람들과 의사도 변해야 하지만 환자 자신도 변해야 합니다. 환자 자신도 긍정적으로 받아들이는 마음을 가져야 합니다. 암에 걸렸다는 것이 죽음을 향한 특급열차 중 한 칸에 승차한 것과 다름이 없다는 것은 틀림없는 사실입니다. 몇 개의 간이역을 지날 것인지, 간이역에서 내려 다른 곳을 여행해 볼지는 전적으로 자신에게 달려 있습니다. 내가 당장 여행 가방을 든 사람이라면 어떻게 하고 싶은지 생각해보는 게 좋습니다.

아름다운 태양, 새소리를 들으며 사랑하는 가족과 함께 여는 아침, 즐거운 식사……. 하루를 24시간이 아니라 1천 시간, 1만 시간의 개념으로 생활한다면 암으로 빨리 죽음을 맞는 것에 대하여 어느 정도 심리적인 보상을 받을 수 있을 것입니다.

'지금 이 순간이 천 년과도 같은 시간이다' '너무나 아름답기 때문에 놓칠 수 없다' 라는 생각을 한다면 결코 탄식이나 하며 헛되이 보내지 않습니다.

"지금 주어진 시간은 생명을 연장한 시간이라고 생각해보십시오. 보람된 일 기쁜 일만 해도 하루가 모자랍니다. 이제부터는 그동안 못했던 좋은 일들을 해보세요."

지금 이 순간을 즐기라고 나는 권합니다. 병실 밖으로 바라보는 하늘이 맑고 아름답다면 그 하늘에 빠져보고, 가족과 이야기하는 것이 더없이 좋다면 지금 웃으면서 이야기하고, 여행을 하고 싶다면 여행을 하고…….

지상에서 마지막으로 남은 날들을 어떻게 쓸지 계획을 해보는 게 좋습니다. 분노하거나 슬퍼하며 우왕좌왕 보내는 동안에도 시간은 흘러갑니다. 시간을 어떻게 쓸 것인지, 어떻게 계획할 것인지 분명한 계획이 있어야 합니다.

'순간을 천 년처럼!'

내가 늘 환자들에게 말하는 것입니다. 생명이 단축된 것이 아니라 연장이 되었다고 생각하면 암에 걸린 이후의 시간은 덤으로 주어진 시간입니다. 어떻게 감사하지 않을 수 있겠는가.

환자들은 시간을 알차게 보내기 위해서 많은 노력을 해야 합니다. 이때 참 좋은 태도는 치료 중에 나보다 힘들고 어려운 사람과 환자들을 돕는 것입니다. 다른 사람이 힘든 것을 위로해주다 보면 자신의 힘든 것은 어느덧 잊게 됩니다.

내 환자 중에는 다른 사람을 돕는 일을 열심히 한 분이 있습니다. 가난한 사람을 위해서 밥도 푸고 열심히 나눠주는 일도 하셨습니다. 얼마 남지 않은 생이다 싶어서 보람 있는 일을 찾아 봉사 활동에 나선 것입니다. 그런데 그 일을 3년을 해도 건강이 나빠지기는커녕 점점 더 좋아졌습니다. 그분은 지금도 자신의 삶을 덤으로 얻은 삶이라 생각하고 열심히 봉사 활동을 하고 있습니다.

또 다른 환자는 하늘나라로 갔지만, 많은 사람들에게 행복한 죽음을 맞는 것이 어떤 것인지를 보여주고 갔습니다. 내 환자 중에는 다른 환자의 말을 하나하나 들어주고 기꺼이 상담을 해주는 사람이 있었습니다. 자신은 재발해서 어느 순간 하나님 곁으로 갈 것이었지만 그 남은 인생 동안 보호자를 상담하고 환자를 상담하고 환자에게 편안한 죽음을 맡도록 조언을 아끼지 않았습니다.

"나도 환자예요. 너무 아파하지 마세요. 좋아질 거예요."

병실을 돌아다니며 다른 환자들을 위로해주는 그 환자야말로 아직 어린 자녀를 두고 먼 여행을 할 사람이었습니다.

환자와 보호자들은 기꺼이 그녀를 반겼습니다. 보호자들은 그녀가 와 있는 순간만큼은 환자들로부터 놓여나서 좋아했고, 환자들은 씩씩한 그녀의 모습에서 위안을 구했습니다. 그녀는 결국 하늘로 갔지만 편안한 임종을 맞이했습니다. 다른 환자들도 찬송가를 부르며 그녀가 가는 길을 배웅했습니다. 모두가 이별을 슬퍼했지만 모두가 축복하는 죽음이었습니다.

때로는 삶이 죽음보다 못한 경우가 있고, 죽음이 삶보다 아름다운 경우도 있습니다. 진정한 삶이란 어떤 경우든 인간답게, 행복하게 살다가 죽는 것입니다. 죽음으로 가는 특급열차를 탔다면, 기차에서 내릴 생각만 할 것이 아니라 그 기차를 타고 가면서 진정한 삶에 대해서 누구보다 먼저 진지하게 고민해봐야 합니다.

당신의 아픔을 나도 같이 느껴요

나는 그 순간 새로운 것을 알게 되었습니다. 암이 부부 사이를 갈라놓은 게 아니라 생과 사를 넘어 이렇게 이어주는구나, 라고.

가족 중 암에 걸린 사람이 있는 경우 보호자가 따라 걸리는 경우가 종종 있습니다. 암은 전염이 되는 것도 아닌데 참 희한합니다. 같은 핏줄이 걸린다면 '가족력이 있구나' 라고 생각할 것입니다.

흔히 암에 잘 걸리는 유전자가 있다고 합니다. 가족력이 있는 경우도 있습니다. 할아버지·아버지·나, 혹은 아버지·나·아들 이런 식으로 3대에 걸쳐 가족 중에 암에 걸린 사람이 3명 이상이면 암 가족이라고 할 수 있습니다. 그러나 이런 경우는 실제 극히 드뭅니다. 수천 명의 암 환자를 진료해도 이런 경우는 아직 보지 못했습니다.

대신 피 한 방울 섞이지 않았는데도 부부가 나란히 암에 걸리는 경우가 가끔 있습니다. 암에 걸린 사람을 간병하다 어느 날 갑자기 암에 걸려 오히려 먼저 암에 걸린 환자보다 더 빨리 하늘나라로 가기도 합니다. 아픈 사람에게 모든 걸 집중하다 보니 정작 본인이 아픈 건 모르는 것입니다. 설령 몸에 이상 징후가 있더라도 '암에 걸린 사람도 있는데, 좀 참자' 하고 견디다가 병을 더 키우는 결과를 낳게 됩니다.

암 환자가 있는 경우 그 가족까지 보살펴야 하는 이유가 바로 이 때문입니다. 암 환자가 겪는 스트레스 못지않게 배우자의 스트레스도 큽니다.

오늘은 무엇을 먹게 할까, 진료비는 얼마나 나올까, 고통은 어제보다 좀 덜할까, 신경질을 부리지는 않을까 등등. 보호자들의 마음은 간병하는 동안 허공에 매달린 가랑잎처럼 작은 바람에도 위태롭게 서걱거립니다.

하루 종일 환자 뒤치다꺼리 하느라 종종걸음 치다 보니 힘에 부치고, 정신적으로도 압박을 많이 받지만 아픈 사람을 앞에 두고 하소연할 수도 없습니다. 대부분의 경우 모든 위로는 아픈 사람에게만 가고, 보호자의 수고와 봉사에 대해서는 누구 하나 따뜻한 말 한마디 하지 않습니다. 그런 가운데 쌓일 대로 쌓인 스트레스와 불만이 어느 순간 몸을 쓰러뜨리는 것입니다. 보호자 관리가 암 환자 관리와 병행되어야 하는 것에는 의심할 나위가 없습니다.

그런데 보호자가 같이 암에 걸리는 것은 불행한 일이긴 하지만,

그것을 받아들이는 모습에 따라서 어떤 경우는 전혀 다른 결과를 보이기도 합니다. 부산에 있는 고신대학병원에서 근무할 때였습니다.

당시 위암에 걸린 할머니가 한 분 계셨습니다. 할아버지는 할머니 곁을 떠나지 않고 정성껏 간호를 하셨습니다. 지금도 대기실에서 나를 기다리던 할아버지의 모습이 생생합니다. 할머니의 수술을 내가 직접 했고, 수술 뒤에도 몇 년 더 사셨습니다. 할머니는 치료를 받으러 정기적으로 나를 찾아 오셨는데 그때마다 늘 할아버지도 같이 만날 수 있었습니다.

그런데 어느 날 할아버지만 혼자 오셨습니다. 그 사이 할머니를 떠나보낸 할아버지는 그제야 몸이 아픈 것을 알게 되었고 병원에서 검사를 해보니 위암이라는 것이었습니다. 그 이후 할머니와 같이 기다리던 복도에서 할아버지 혼자서 나를 기다리고 있었습니다.

할아버지는 다행히 최악의 상태는 아니었습니다. 수술을 하는 게 나아 보여 일단 수술 날짜를 잡았습니다. 두 분 다 암이 생긴 부분도 위의 아랫부분으로 위치가 엇비슷했습니다.

수술 전날 저녁에 나는 할아버지를 찾아갔습니다. 할아버지를 위로하기 위해 갔는데 할아버지는 오히려 나를 격려했습니다.

"선생님, 할머니가 얼마나 아팠는지 경험해보라고 하나님이 내게 암을 주신 거 같아요. 할머니 수술을 잘 해주시고 그리고 치료도 잘 해주셨으니 저도 수술 잘 해주시고 치료 잘 해주실 거라 믿습니다."

"할머니도 경과가 좋았으니 하나님께서 할아버지도 낫게 해주실 것입니다. 용기를 내십시오. 내일 수술실에서 뵙겠습니다."

"나는 이제 얼마 안 살아도 됩니다. 빨리 천국에 가서 할머니를 만나보고 싶어요."

할아버지는 할머니와 같은 병을 얻은 걸 기뻐했습니다. 할머니의 고통을 알 수 있고 그리고 뒤늦게나마 나눌 수 있게 되었다는 것입니다.

나는 그 순간 새로운 것을 알게 되었습니다. 암이 부부 사이를 갈라놓은 게 아니라 생과 사를 넘어 이렇게 이어주는구나, 라고.

할아버지는 할머니처럼 수술 경과가 좋았습니다. 그 뒤 나는 그 병원을 떠나와서 할아버지의 소식을 더 이상은 알 수 없었습니다. 그렇게 사이좋던 부부는 어쩌면 지금쯤 만났을지도 모르겠습니다.

눈물의 4점

'눈물의4점.' 그것은 희망의 4점이었습니다. 암에 걸리더라도 희망을 놓지 않고 노력하다 보면 결국 꿈이 이루어진다는…….

취미 생활로 아픔과 마음의 상심을 달래 잠시라도 병에 대해서 잊을 수만 있다면 이보다 좋은 투병은 없습니다. 음악 치료와 미술 치료, 작업 요법 등이 이와 같은 생각에서 출발한 것입니다. 음악을 통해 병으로 인한 고통과 근심을 잊을 수 있고, 작품을 만들기 위해 작업에 집중하는 사이 마음에 응어리진 것이 풀릴 수 있습니다. 또한 움직이지 않던 근육을 사용하는 것도 미술이나 작업 치료에서 얻을 수 있는 또 다른 효과입니다. 좋은 취미는 무력해지기 쉬운 암 투병에 생기를 가져다줄 수 있습니다. 나는 이런 이유로 좋은 취미 생활을 가지라고 권유합니다.

내 환자 중에는 최근 서예 작가로 데뷔한 분이 있습니다. 2년 전에 말기암 판정을 받고 나의 환자가 된 분으로 한 달에 한 번 전주에서 서울로 치료를 받으러 옵니다.

"선생님 제가 드디어 4점을 다 땄어요. 축하해주세요."

그분이 소녀처럼 기뻐하며 내 방에 들어왔을 때 '4점이 무엇일까?' 라는 의문이 들었습니다. 내가 5기 건강법을 내세운 것처럼 4기 건강법을 만들었나 싶을 정도로 생뚱맞았습니다.

"축하드립니다. 아주 좋은 일 같군요. 그런데 저는 아직 그 내용을 모릅니다. 설명을 좀 해주세요."

"4점이 모자라서 작가가 못 되었는데 드디어 4점을 다 채웠어요."

나는 자세한 내막은 모른 채 서예 작가가 되려면 국전 같은 것에 당선되는 것만이 아니라 일정한 경력을 쌓아야 하고, 마침내 그 4점을 다 채웠구나, 하는 생각을 막연히 했습니다.

"아프다가도 서울 톨게이트를 지나며 박사님을 만난다는 생각만 하면 아픈 게 다 가셔요."

"저도 집사님 뵐 생각을 하면 늘 행복해집니다."

정말 그랬습니다. 그분을 진찰하고 대화를 나누다 보면 내가 늘 행복해졌습니다. 진료를 다 마치고 늘 그랬듯이 기도를 하려고 하는데, 환자의 남편이 이렇게 말했습니다.

"오늘 교수님께 드릴 말씀이 있습니다. 아내는 암 진단을 받고 나서 서예 작가의 길을 포기했거든요. 그런데 교수님을 만나고 나서 몇 개월 지나자 희망을 가지게 되었습니다. 당시 아내는 서예 작가가 되기 위해서는 80점의 점수가 필요했는데 4점이 부족했습니다. 그때 참 안타까웠습니다. 4점만 더 따면 되는데……. 그런데 박사님께 치료받고 몸이 조금씩 좋아지자 용기를 가지고 계속 서예에 정진하게 된 거예요. 그리고 마침내 4점을 채워 아내가 꿈에도 그리던 서예 작가가 되었습니다. 모두 박사님 덕분입니다."

"아닙니다. 하나님께서 다 해주셨습니다. 그리고 남편께서 얼마나 지금까지 잘 간호하셨습니까? 따님도 너무나 수고하셨지요. 제가 한 게 아닙니다."

2년 동안 말기 암으로 고생을 하면서도 이번에 작가가 못 되면 죽을 때까지 작가가 못 되겠구나, 하는 절박한 마음으로 노력한 끝에 마침내 국전에 당선된 것이었습니다. 아픔이 밀려올 때마다 새벽이든 저녁이든 먹을 갈고 온몸의 힘을 모아 화선지에다 또박또박 써내려간 그 글씨들은 한 인간의 진실이 새겨진 경판과도 같았습니다.

환자의 남편은 그간 환자가 기울인 노력을 내게 말해주면서 간간이 눈물을 훔쳤습니다. 남편은 아내가 암으로 고생하는 것을 안타까워하며 딸과 함께 그 힘들고 먼 길을 같이 걷고 있었습니다.

"암에 걸린 이후의 삶이 제 삶에 있어 하이라이트입니다. 이제 죽어도 여한이 없습니다."

담담하게 말하는 환자를 보면서 마음속으로 몇 가지 생각이 교차

했습니다. 그중 하나가 시간이 많다고 해서 결코 잘 사는 것은 아니라는 것입니다. 주어진 시간을 얼마나 감사하게 잘 쓰느냐에 따라 현재의 시간이 인생의 하이라이트가 될 수도 있고 암울한 시기가 될 수도 있습니다.

하나님께 감사의 기도를 드리려는데 내 눈에서 감사와 기쁨의 눈물이 흘러내려서 기도를 제대로 할 수 없었습니다. 부부와 따님, 간호사까지 모두 하나가 되어 눈물로 감사의 기도를 드렸습니다.

“몇 달 못 살 것이란 사람을 2년 동안 기적적으로 살려주신 것도 감사한 데 하나님의 은혜로 서예 작가로 활동할 수 있는 기회를 주셨으니 감사할 따름입니다.”

그분은 행복이 충만한 나직한 목소리로 기도를 했습니다.

‘눈물의 4점.’ 그것은 희망의 4점이었습니다. 암에 걸리더라도 희망을 놓지 않고 노력하다 보면 결국 꿈이 이루어진다는.

돈이 '원수라지만…'

항암 치료의 끝은 환자의 몸이 감당을 못해 결국 죽음에 이르거나, 치료비가 없어 중도 포기하거나, 아니면 암세포가 없어지는 것입니다. 보험이 안 되다 보니 치료를 하다 보면 몇 천만 원이란 돈도 봄눈 녹듯이 녹아 없어집니다.

세상 일은 마음먹은 대로 굴러가지 않습니다. 환자나 가족들의 안타까운 사연을 나는 늘 눈으로 봅니다. 그중에서 가장 안타까운 경우가 치료는 받아야 하는데 돈이 없는 경우입니다. 보호자도 환자를 위해 무엇보다 헌신적이고 환자도 투병 의지가 누구보다 강하지만 돈이 없다면 이 모두가 수포로 돌아갑니다.

항암 치료는 치료 기간이 정해져 있지 않습니다. 몸이 얼마나 항암 치료에 반응을 하느냐에 따라 한정 없이 길어질 수도 있기 때문에 더욱 절망적입니다.

"병원에서 화학 요법이랑 방사선 치료를 받아야 한다고 하는데 저는 돈이 없어서 못 받겠습니다."

나를 찾아온 환자가 한숨을 푹 내쉬었습니다.

그 환자는 애초에 보완통합의학적인 치료를 끝까지 받을 생각은 없었습니다. 기존에 나와 있는 치료법은 무엇 무엇이 있는지 알아보고 형편이 닿으면 한번 시도는 해보고 싶어서 나를 찾아온 것이었습니다. 고칠 수만 있다면 어떤 치료법이든 다 해보고 싶은 게 암 환자들의 욕심입니다.

'일반적인 치료도 돈이 없어서 못 받는데, 감히 내가 이 치료를 받을 수 있을까?'

나를 바라보는 환자의 얼굴에는 이런 생각이 그대로 드러나 있었습니다.

보완통합의학적 치료에 돈이 많이 들어간다는 선입견을 많이들 갖고 있습니다. 만약 내가 시립병원이나 서울대학병원 같은 국립병원에 있었다면 비용 부담을 상대적으로 적게 느꼈을지도 모릅니다. 그러나 보완통합의학적 치료는 환자에게 가장 잘 맞는 방법을 찾아 골라서 치료를 합니다. 일반적인 항암 치료와 병행하는 경우도 있고, 보완통합의학적인 치료만 하는 경우도 있습니다. 치료를 선택할 때 환자의 건강 상태와 경제적 환경 모두가 고려됩니다.

그렇기는 하더라도 암 치료에는 어쨌든 돈이 원체 많이 들어갑니다. 일반 치료든 보완통합의학적 치료든 대부분의 의약품이 수입품인데다 치료 기간 자체가 짧지 않습니다.

일반적인 항암 치료는 몸에서 암세포가 발견되지 않을 때까지 치료하는 것을 원칙으로 합니다. 한 사이클을 28일로 잡아 하루하루 투여하는 주사와 약의 양이 정해지는데, 암세포가 없어질 때까지 몇 사이클이 되든 계속해서 실시합니다. 한마디로 네(암세포)가 죽냐, 내가 죽냐 하는 처절한 혈투입니다. 암세포와의 전쟁이 시작되면 환자의 몸이 버티는 데까지 전쟁을 수행합니다. 게다가 약값뿐 아니라 혈액검사 등 각종 추적검사비가 만만치 않게 들어갑니다.

일반적인 항암 치료의 끝은 환자의 몸이 감당을 못해 결국 죽음에 이르거나, 치료비가 없어 중도 포기하거나, 아니면 암세포가 없어지는 것입니다. 보험이 안 되다 보니 치료를 받다 보면 몇 천만 원이란 돈도 봄눈 녹듯이 녹아 없어집니다. 수술을 한 번 하면 그 비용만 해도 몇 천만 원인데다 주사 한 대에 수십만 원 하는 것이 대부분입니다. 몸에 좋다는 것까지 이것저것 챙겨 먹다 보면 돈 들어가는 것은 한도 끝도 없습니다.

집이 한 채 들어가더라도 사람만 살릴 수 있다면 다행스런 일이지만 사람도 살리지 못하고 집도 날리는 경우가 허다합니다. 그러다 보니 이혼하고 혼자 아이를 키우며 살던 어머니가 치료비가 엄두가 안 나서 치료를 포기한 채 자신이 가진 돈을 양육비로 남겨놓고 떠나는 식의 가슴 아픈 일이 벌어지는 게 바로 지금의 현실입니다.

생과 사를 돈으로 결정할 수는 없습니다. 그러나 암의 경우에는 돈 때문에 결정이 되기도 합니다. 암 환자들과 그 가족들이 돈 때문에 치료를 중단하는 걸 볼 때마다 의료 제도를 개혁해서 이런 불행은 막아야 한다고 막연히 생각하곤 했습니다.

우리 가족 역시 집안에서 가장 아까운 사람(나의 삼촌)을 잃어보았고, 그 과정에서 돈 때문에 적지 않은 고생을 겪었습니다. 이런 경험 때문인지 나는 환자들에게 "이 치료법도 효과적인데 한번 해보세요" 같은 말은 감히 못합니다. 치료를 못 받는 것 자체가 스트레스가 되지 않을까 조심하는 것입니다.

우리 사회에서 의료 제도의 개혁은 시급합니다. 최소한 아픈 사람에게 적절한 치료는 받게 해주는 제도를 갖추어야 합니다. 그 대안으로 감기 같은 가벼운 병은 자가 부담으로 돌리고 암이나 만성병같이 치료비가 장기간 많이 드는 것은 보장을 해주는 것을 제안합니다. 그렇게만 된다면 가벼운 질병의 병원 이용률은 떨어질 것이고, 지금처럼 누적된 의료비 적자로 허덕대지도 않을 것입니다.

암을 치료하는 의사로서의 희망사항이겠지만 암 환자는 양질의 진료를 받아야 합니다. 지금처럼 한 병실을 여러 사람이 쓰거나 의사가 하루에 수십 명의 환자를 관리하는 시스템에서는 양질의 진료를 기대하기 힘듭니다. 양질의 진료를 위해서는 진료비가 당연히 증액되어야 할 것이지만, 그것은 또 다른 방법으로 극복할 수 있을 것입니다.

분명한 것은 우리 사회도 어느 시기에 가서는 양질의 진료로 체질 개선을 해야 한다는 것입니다. 의료 시장이 개방되면 외국계 병원이

들어올 것이고, 양질의 진료를 받길 원하는 사람들은 의료비가 비싸더라도 그곳으로 갈 것입니다. 그러면 유전무죄, 무전유죄라는 말처럼 가난한 사람들은 의료 혜택을 제대로 못 받고, 돈 많은 사람들만 자신들이 원하는 치료를 받는 양극화 시스템으로 굳어지게 됩니다.

돈이 없어서 치료를 못 받는 설움을 나는 익히 보아왔습니다. 의료 선교를 가서 만난 사람을 들먹이지 않더라도 내게 고맙다고 김밥이나 고구마 같은 먹을 것을 내미는 보호자와 환자들이 그러했고, 예전의 나의 삼촌이 그러했습니다.

수술대 위에서는 만인이 평등합니다. 수술을 위해 개복을 해보면 피부색이나 인종에 관계없이 모든 장기는 모양과 색깔이 똑같습니다. 그러나 현재의 의류시스템에서는 수술대 위에서조차 인간이 평등하지 않게 될 것입니다.

현재의 시스템에서는 환자도 의사도 모두 피해자입니다. 나는 대학병원에서 교수로 있을 때 10여 년간 암 수술을 하고 암 환자를 돌봤습니다. 그때 일주일에 두어 건, 많게는 서너 건의 수술을 하고, 하루 평균 30명 정도의 외래 환자를 보았습니다. 간간이 수술을 해야 하므로 8시간 동안 30명의 환자를 보려면 한 환자당 5~10분도 채 못 본다는 결론입니다. 나는 대학병원에 교수로 있을 때 하루에 4~5시간 이상 잠을 자보지 못했고, 개인적인 용무로 잘 보지도 못했습니다. 휴사도 이런 휴시가 없었습니다. 그런데 이것이 대한민

국의 보편적인 의료 현실입니다.

의료는 히포크라테스가 말한 대로 예술입니다. 예술에서 중요한 건 기술이 아니라 사람의 마음을 움직이는 것입니다. 환자의 질병을 돌보는 것도 중요하지만 환자를 돌보아야 합니다. 환자의 마음을 움직이는 것, 그리고 총체적으로 보살피는 것은 의료의 질적인 측면을 말하는 것입니다. 이런 열악한 환경에서는 예술은커녕 의료 사고나 안 나면 다행입니다.

돈은 암 치료에 있어 원수가 될 수도 있습니다. 암 환자를 돌보는 좋은 병원이 부족합니다. 이것은 역설적으로 하루 빨리 의료 환경이 바람직하게 변해야 하는 이유가 됩니다.

당신 아버지라면 어떻게 하실 겁니까?

수술을 할 때는 득과 실을 잘 따져보아 득과 실이 반반이라면 안 하는 게 낫고, 득이 60퍼센트 실이 40퍼센트라도 안하는 게 나을 수 있습니다. 득이 70퍼센트는 되어야 수술을 결심하는 데 무리가 없습니다.

수천 건의 수술을 하면서 재수술을 한 경우가 있었습니다. 애초에 내가 반대한 수술이었습니다. 75세 된 할아버지 환자로 그 연세 정도면 나는 하늘에 목숨을 맡겨야 한다고 생각합니다.

"당신 아버지에게도 그렇게 말할 수 있겠소?"

"물론입니다. 내 아버지라면 더욱 자신 있게 말을 할 수 있을 것입니다."

수술을 해서 1년을 살거나, 수술을 하지 않고 반년을 사는 것. 오래 사는 것과 삶의 질은 분명히 다릅니다. 단순히 오래 사는 것은 아무런 의미가 없습니다. 성경에 나오는 사람들은 1천 살 가까이 살았는지 모르지만 현대에는 75세 정도가 평균 수명입니다. 나는 수술은 70세부터는 신중해질 것을 권유하고, 75세부터는 말립니다.

"수술하면 환자가 너무 힘들어할 것입니다."

환자의 상태는 무척이나 좋지 않았습니다. 몸무게가 30킬로그램 후반으로 너무 쇠약해서 수술을 할 수 없는 지경이었습니다.

"여한이 없도록 수술을 해주세요."

아들들은 수술대 위에서 돌아가시더라도 여한이 없도록 수술을 해달라고 졸랐습니다.

의사들이 테이블 다이(table die)라고 하는, 수술 중 사망은 흔한 사고가 아닙니다. 그러나 이처럼 나이 들고 쇠약한 환자에게서는 충분히 일어날 수 있는 사고입니다.

"환자가 수술을 하면 어떻게 될지 모릅니다. 조금이라도 편히 계시게 하는 게 좋을 것 같습니다."

"선생님, 그러면 다른 사람들이 우리를 뭐라고 보겠습니까? 아버지 수술도 안 시켰다고 할 것 아닙니까. 선생님께서 안 해주신다면 다른 병원에 가서 하겠습니다."

다른 병원에 가서 할 것이라는 보호자의 말에 할 수 없이 나는 수술을 허락했습니다. 어차피 할 수술이라면 내가 하는 게 나을 성싶었습니다.

수술을 하다 보면 환자의 상태가 어떤지 한눈에 드러납니다. 이미 장기들은 탄력이 떨어져 있었습니다. 탄력이 떨어져 있을 경우 수술

후에 유착이 잘 일어날 뿐 아니라 상처가 더디 아물고 잘 터집니다. 겨우 봉합은 했지만 터질 가능성이 농후했습니다.

나의 우려는 일주일 안에 현실로 나타났습니다. 수술 첫날부터 많은 분비물을 쏟아내더니 급기야 이상 징후가 왔습니다. 다시 재수술을 한 다음에도 그 환자는 한 달을 더 병원에 입원해 있었습니다.

수술이 능사가 아니라고 아무리 보호자를 말려도 꿈쩍도 안 하는 경우가 왕왕 있습니다. 보호자가 아들이든, 혹은 아버지든 누구도 환자에게 수술 테이블 위에서 죽으라고 강요할 권리는 없습니다. 수술 결정은 반드시 환자의 입장에서 신중하게 내려져야 합니다.

수술을 하면 2년을 살고 수술을 하지 않으면 1년을 산다고 가정했을 때 어떤 게 더 환자를 위하는 일인지는 잘 따져보아야 합니다. 단순히 몇 달을 더 산다고 해서 그것이 의미 있는 결정은 아닙니다. 상처가 아물지 않고 수술 후에 힘들어할 것 같으면 안 하는 게 좋습니다. 수술을 결정할 때 가장 고민해야 하는 것은 수술 후의 삶의 질입니다.

"여한이 없게 수술을 해주십시오."

이처럼 수술을 결정할 때 판단 기준이 결코 보호자들의 '여한'이 되어서는 안 됩니다. 이것은 보호자들의 이기심입니다.

수술은 인체의 밸런스를 인위적으로 완전히 깨어버리는 의료 행위입니다. 한번 깨어진 밸런스는 나이가 많거나 병약할수록 제대로 회복이 안 됩니다. 따라서 무리해서 몸의 밸런스를 깨어버리는 것보다는 오히려 잘 관리하는 게 환자에게 득이 될 수 있습니다.

수술 등으로 인한 고통이 심하면 환자들은 고통을 끝내기 위해서 삶의 끈을 놓으려고 하는 경향이 있습니다. 수술을 하기 전에는 잘 모르겠지만, 만약 수술을 한 뒤에 6개월이나 1~2년 정도 살았다면 그 수술은 환자를 위해 재고해 봤어야 하는 수술입니다. 내 아버지나 아내라면 절대로 그 상황에서 수술을 하지 않았을 것입니다.

수술을 할 때는 득과 실을 잘 따져보아 득과 실이 반반이라면 안 하는 게 낫고, 득이 60퍼센트 실이 40퍼센트라도 안 하는 게 나을 수 있습니다. 득이 70퍼센트는 되어야 수술을 결심하는 데 무리가 없습니다.

수술이란 것은 생각처럼 간단하지 않습니다. 수술은 마술이 아닙니다. 컨디션이 좋은 일반인도 수술은 힘든 일입니다. 그런데 암 환자처럼 체력적으로나 정신적으로 힘든 상황에서는 수술의 후유증에서 벗어나는 것이 쉬운 일이 아닙니다.

인체는 외부로부터 방어막이 잘 구축되어 있습니다. 수술을 하면 싹 낫게 될 것 같지만 그렇지 않고 오히려 그 방어막만 침범해 망가뜨리는 경우가 있습니다. 이때 인체는 극도로 혼란에 빠지게 됩니다. 수술은 늘 마지막 선택이 되어야 하지, 최우선적인 선택이 되어서는 곤란합니다.

찬바람이 뼛속까지 스며들던 동부이촌동 길

한번 치료를 시작했으면 끝까지 인내를 가지고 해야 하는데 귀가 얇아서 치료 방법을 이리저리 바꾸는 환자도 있습니다. 환자가 이렇게 갈피를 잡지 못해 변덕을 부리다 보면 보호자는 서서히 지칩니다.

나는 퇴원해 투병 중인 환자들을 한 번 찾아가 봅니다. 한번씩 왕진을 가는 것을 반기는 보호자도 있고, 반대로 상당한 부담을 느끼는 보호자도 있습니다. 보호자들이 왕진을 꺼리는 것은 대개 자신들의 속내를 보여주고 싶지 않기 때문인 경우가 많습니다.

"바쁘신데 미안하게……."

이렇게 얼버무리는 경우, 나는 언제쯤 찾아가겠다고 약속을 잡은 다음 출발하고 난 뒤에 전화를 합니다. 말릴 틈을 안 주기 위한 나만의 노하우입니다.

왕진을 가는 이유는 환자에게 필요한 보살핌이 제대로 이루어지고 있는지 의사로서 한번 챙겨보기 위해서입니다.

두 번째는 가족들에게 상기시키기 위해서입니다. 의사는 생면부지의 남입니다. 진료비 청구서에 왕진료가 청구되는 것도 아니고 기름값이 청구되는 것도 아닙니다. 그런데도 왕진을 오는데 가족인 우리가 환자를 잘 보살펴야겠다, 라는 마음이 들게 하게 위해서입니다.

왕진을 가보면 환자가 어떻게 투병하는지 한눈에 파악됩니다. 집안의 분위기가 냉랭한가, 따뜻한가에 따라 환자의 투병을 적극적으로 돕고 있는지, 마지못해서 돕고 있는지를 알 수 있습니다.

환자의 투병 환경이 어떠한지는 환자와 가족이 나의 진료실을 들어오는 순간 대부분 파악됩니다. 보호자가 나를 먼저 찾아오면 환자는 따듯한 보살핌을 받고 있습니다. 그러나 환자가 나를 먼저 찾아오거나, 환자의 친척들이 먼저 알아서 찾아오는 경우는 그렇지 않은 경우가 많습니다.

몇 년 전에 나는 동부이촌동에서 길을 잃은 적 있습니다. 늦가을 비가 추적추적 내려 겨울을 재촉하고 있었습니다. 늘 다니는 길이 아닌 낯선 길이다 보니 길을 잘못 들어 한강변을 하염없이 달리게 되었습니다. 겨우 물어물어 찾아간 환자의 집은 한눈에 봐도 냉기가 돌았습니다.

'아, 이분은 어렵겠구나.'

현관문을 여는 순간 '힘들겠다'는 생각이 뇌리를 스쳤습니다.

집은 컴컴하고 냉기가 감돌았습니다. 집안이 환하고, 이왕이면 실내 온도도 조금 높여 따끈따끈하고, 푸른 식물들이 집안 구석구석에 있는 게 환자에게 좋습니다. 식물은 공기를 정화할 뿐 아니라 시각적으로도 환자를 편안하게 해줍니다. 그런데 환자의 집에는 그 흔한 화분 하나 눈에 띄지 않았습니다. 아픈 분이 가장인데, 아내 되는 분은 이제 그만 포기했으면 하는 눈치가 역력했습니다. 환자 역시 반쯤 포기한 상태였습니다.

"이것저것 해봐도 안 되는데 어떡합니까? 암이 낫는 병이면 사람들이 왜 그렇게 모두 두려워하겠습니까?"

환자의 아내는 끊임없이 신세한탄을 늘어놓았습니다. 이렇게 해도 안 되고, 저렇게 해도 안 된다, 시키는 대로 하지 않고 이것저것 조금씩 해보고는 다 그만둔다, 죽도록 고생시키더니 마지막까지 나를 이렇게 고생시킨다, 이제 나도 포기했다…….

사이가 벌어진 두 부부 사이에 앉아 있자니 바늘방석이었습니다.

"한번 끝까지 노력해보시고, 마음의 평안을 가지십시오."

환자에게 위로의 말을 전하고 나왔지만, 내 말이 얼마나 가슴에 와 닿았을지는 의문입니다.

아니나 다를까 그 환자는 2주쯤 뒤에 치료를 그만두었습니다. 예약한 날에 안와서 전화를 해보니 보호자가 다른 치료를 받는다고 했습니다.

환자와 보호자 모두 투병 의지가 있는 경우, 환자는 투병 의지가 있는데 보호자가 없는 경우, 환자는 투병 의지가 없지만 보호자가 있는 경우, 환자 보호자 모두 투병 의지가 없는 경우가 있습니다. 이 중에서 가장 딱한 경우는 환자는 투병 의지가 있는데 보호자가 없는 경우입니다. 이 경우 보호자에 의해 환자의 투병 의지는 언젠가는 꺾입니다. 가장 다행스러운 경우는 환자 보호자 모두 투병 의지가 있는 경우이며, 환자는 투병 의지가 없지만 보호자가 있는 경우에는 의사로서 고맙기까지 합니다.

밤길에 길을 잃지 않기 위해서 바짝 긴장하며 차를 몰고 집으로 가면서 나는 안타까움을 삼켰습니다. 이처럼 환자는 투병 의지가 있는데 보호자가 없는 경우는 의사로서 참으로 안타깝습니다. 그것이 환자의 죽음을 재촉하는 행동이라는 걸 그 보호자는 모를 것입니다.

물론 그런 보호자의 마음이 전혀 이해가 안 되는 것은 아닙니다. 가끔은 극성맞은 환자가 있습니다. 이런저런 치료를 다 받아보고 싶어 하고, 집 한 채 값을 날리더라도 몸에 좋다는 건 다 구해다 먹으려고 하는 사람. 그 바람에 가족들이 경제적인 고통을 겪더라도 안중에도 없는 경우가 있습니다.

또한 한번 치료를 시작했으면 끝까지 인내를 가지고 해야 하는데 귀가 얇아서 치료 방법을 이리저리 바꾸는 환자도 있습니다. 환자가 이렇게 갈피를 잡지 못해 변덕을 부리다 보면 보호자는 서서히 지칩니다.

그렇지만 환자 때문에 온갖 고통을 당했던 보호자는 과연 환자가 죽고 없어지면 자유를 얻을 수 있을까요? 환자가 평생 속만 썩이다 마지막까지 들들 볶으면 보호자도 기가 찰 노릇이겠지만, 그래도 모든 걸 용서하는 게 좋습니다. 그것은 환자를 위해서라기보다 남겨질 보호자를 위해서 필요한 조처입니다. 자유는 최선을 다한 다음, 사랑을 다한 다음에 얻을 수 있습니다.

그 환자 부부가 앞으로 어떻게 될지 나는 익히 상상할 수 있었습니다. 구불구불한 강변도로를 따라 돌아오는 길에 나는 기도를 했습니다. 기도를 하니 한결 마음은 편해졌지만, 좀처럼 마음의 평화를 찾기 어려운 밤이었습니다.

립스틱 짙게 바르고

환자들의 외모를 보면 그들의 마음이 어떤지 대충 짐작을 할 수 있습니다. 자신감을 갖고 있구나, 움츠리고 있구나, 용기를 상실했구나……. 찡그리고 미운 얼굴보다는 웃는 얼굴, 지저분한 외모보다는 단정한 외모가 인간적인 가치를 잊지 않게 해줍니다.

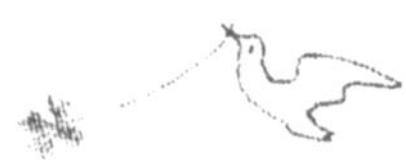

암에 걸리면 잃게 되는 것이 많습니다. 그중 하나가 외모의 변화입니다. 머리카락이 빠지고 피부가 창백해지고, 눈이 움푹 들어가고, 눈 밑이 검어지고, 검은 깨를 흩뿌려놓은 것처럼 반점 같은 게 생기기도 합니다.

'아, 나는 이제 사람의 몰골이 아니구나.'

환자는 하루하루 변해가는 자신의 모습을 보고 절망을 곱씹을 수 있습니다.

환자들은 외모의 변화에 민감합니다. 외모로 인해 자존심을 되찾을 수도 있고 반대로 꺾일 수도 있습니다. 환자들의 외모 판단 기준은 일반인처럼 내가 예쁜가, 예쁘지 않은가 하는 것이 아닙니다. 내가 '아프기 전과 얼마나 다른가' 하는 것입니다.

환자들은 자신이 아프기 전의 모습을 기억하고 있습니다. 다른 사람 만나는 걸 기피하거나 다른 사람들 앞에 잘 나서지 않으려고 하는 데는 이런 외모적 손상에 따른 자신감의 상실이 큰 몫을 합니다. 고통과 공포 앞에 외모을 따진다는 게 무슨 배부른 소리냐고 할지 모르지만 외모를 잃어간다는 것은 일반인들이 상상할 수 없는 정신적인 고통을 수반합니다. 자신감을 잃는 것. 인간에게 그것만큼 가혹한 형벌은 없습니다. 자신감을 잃게 되면 스스로 존귀하다는 생각을 하지 못하게 되고, 심리적으로도 크게 위축됩니다.

"오늘 멋지게 하고 오셨네요. 스카프가 멋져서 지나가는 사람들 다 쳐다보겠어요."

"딸이 사주었네요. 엄마 화장하라고 립스틱도 사주고……."

환자 중에 3개월 정도밖에 생존하지 못할 것이라고 했는데 몇 년째 활기차게 생활하고 계신 분이 있습니다. 그분은 화장도 하고 화려한 스카프도 멋스럽게 매고 옷도 산뜻하게 입는 멋쟁이 할머니입니다. 겉모습만 보고는 누구도 그분이 암에 걸린 분이라고 생각지 않습니다. 그 모든 게 곰살궂은 딸들 덕분이겠지만, 그분 스스로도 여성으로서의 자부심을 잃지 않았습니다. 그런 분을 볼 때마다 나 역시 반갑고 좋아 가벼운 농담을 건네곤 했습니다.

"화장하니까 고우시네요, 젊었을 때 인기 많으셨겠습니다."

"제가 젊을 때 한 미모했습니다."

농담 반 진담 반으로 한마디씩 주고받은 이런 대화가 환자들에게는 힘이 됩니다. 한편으로 나는 환자들에게 가급적 자신의 모습에 당당하라고 당부합니다. 머리가 빠지면 빠지는 대로, 신체적인 손상을 입어 변형이 되면 되는 대로 그 모든 것을 받아들이라고 하는 것입니다.

"교수님, 제가 율 브리너보다 더 잘생겼지요?"

항암 치료를 받느라 빠져버린 머리를 만지며 나보다 한술 더 뜨는 환자들도 간혹 있습니다. 알머리를 만지면서 화통하게 웃기까지 그 환자가 얼마나 많은 절망의 날들을 지나왔는지 모릅니다.

환자들의 외모를 보면 그들의 마음이 어떤지 대충 짐작을 할 수 있습니다. 자신감을 갖고 있구나, 움츠리고 있구나, 용기를 상실했구나……. 찡그리고 미운 얼굴보다는 웃는 얼굴, 지저분한 외모보다는 단정한 외모가 인간적인 가치를 잊지 않게 해줍니다.

〈스텔라〉라는 흑백영화를 기억하는 사람이 있는지 모르겠습니다. 여자주인공 스텔라는 암으로 죽는 순간까지 아름다웠습니다. 남자 주인공은 마지막 순간을 위해 흰색 드레스를 입히고 머리를 빗긴 다음 작은 꽃을 한 송이 꽂아줍니다.

"나 너무 창백하죠?"

"아니, 아름다워!"

아주 작은 바람에도 나뭇가지들과 나뭇잎은 흔들립니다. 흔들림으로써 자신이 받은 감동을 보여줍니다. 이처럼 눈에 보이지 않는 격려들, 예컨대 “오늘 생기 있어 보여요” “예전처럼 혈색이 돌아오네요” “오늘은 더 멋져 보이네요” 등등은 작은 감동으로 다가갑니다. 병실에서도 환자를 깔끔하게 단장해주는 것이 좋습니다. 머리를 자주 감겨주고, 자주 씻겨주고 그리고 화장을 해주고, 가끔씩 립 서비스를 건네길 바랍니다. 그러면 환자들도 나뭇잎처럼 작은 감동에 몸을 떨 것입니다.

아버지와 아들의 여행

치료는 어떻게 보면 원래의 밸런스를 찾아가는 것입니다. 그러기 위해서는 인간과 인간의 관계, 인간과 하나님의 관계 등 관계의 회복이 선행되어야 합니다. 그렇게 해야만 인간적인 치료가 되는 것입니다.

암으로 고생하던 한 미국인이 내게 왔습니다. 미네소타에서 한국으로 오려면 비행기만 두 번 갈아타야 합니다. 오는 데 걸리는 시간도 하루가 넘습니다. 바다 건너 먼 곳에서 아들과 손자, 통역하는 사람까지 같이 왔다는 사실에 나는 감격했습니다. 가족들이 환자의 뜻을 존중한다는 것도 놀라워 보였습니다.

그들의 한국행은 쉽지 않은 결정이었을 것입니다. 나이도 많고 건강도 안 좋은데다 좋은 미국 의사를 두고 왜 동양인 의사를 만나러 가느냐고 할 수도 있었습니다. 당장 체류하는 데 드는 경비만 해도 만만치 않았을 것입니다. 미국이 아무리 의료비가 비싸다 한들 가족과 함께 한국으로 치료받으러 오는 것만 하겠습니까.

차트를 보니 그는 이미 4기였습니다. 연세가 있는데다 4기라는 사실은 지상에서 이루고자 한 일을 정리하기 시작하는 게 좋을 것 같다고 조언을 해야 하는 상황이었습니다.

나는 그에게 무엇이 궁금한지 물었습니다. 그가 한 질문은 '내가 얼마나 오래 살 수 있느냐, 아프지 않느냐' 하는 것이 아니라, '얼마나 인간답게 살 수 있겠는가' 하는 것이었습니다.

나는 그의 질문에 답을 해준 다음 나를 따라하게 했습니다.

"하나님은 나를 사랑하십니다. 하나님은 나를 고쳐주십니다. 나는 지금 행복합니다."

이것은 내가 커다란 목소리로 외우는 마술과도 같은 주문입니다. 하나님이라는 백그라운드가 나를 지켜준다면 두려워할 게 없다는 게 나의 지론입니다. 크리스천들은 모두 공감합니다. 나는 세상의 모든 사람들, 특히 죽음의 문턱에 서 있는 암 환자들이 마음의 평화, 진정한 평화를 얻는 건 하나님을 통해서라고 생각합니다.

"이제 아드님을 안아주세요."

그는 눈물을 흘리면서 아들과 끌어안았습니다. 아들도 마찬가지로 아버지를 끌어안았습니다.

그는 아들과의 사이에 말로는 하지 못하는 앙금이 있었습니다. 크게 다투거나 대립하지는 않았지만 눈에 보이지 않는 미세한 균열이 었습니다. 세월이 흐르면 아들과 아버지는 멀어집니다. 자신의 가정을 가지면서 아들도 아버지가 되고, 자신의 아버지를 잘 이해할 만한 나이가 됩니다. 그러나 정작 그때가 되면 서로 너무 멀리 떨어져 있기도 합니다. 그는 아들이 어렸을 때처럼 아들을 안고 싶어 했습니다. 아버지는 아들에 대해서 안타까워하는 부분이 많았고 아들은 무심했습니다.

두 사람은 내 진료실에 올 때마다 서로 안아주었습니다. 두 부자의 사이는 진료가 거듭될수록 좋아 보였습니다. 두 사람이 한국에 머물면서 어떤 이야기를 나눴는지는 모릅니다. 하지만 만리타향에서 두 사람만 있다 보면 그동안 말하지 못했던 것들도 나눌 수 있었을 것입니다. 마치 아버지가 아들과 캠핑을 가서 모닥불에 둘러앉아 두런두런 이야기를 나누듯이. 심각한 얘기들은 하지 않지만 절대로 잊혀지지 않는 시간이 되는 것처럼.

그는 한국에 있는 두 달 동안 건강을 많이 회복했습니다. 검사를 해보니 만족할 만한 결과가 나왔습니다. 무엇보다 한국에 있는 두 달 동안 아들이 아버지를 더 많이 이해하게 되었습니다. 그들의 한국행은 치료 여행이 된 셈이었습니다.

"미국에서도 이렇게 치료를 해주는 의사가 있으면 좋겠어요."

아들과 아버지는 치료는 이렇게 해야 하는 것이라며 감탄했습니다. 두 사람은 내 진료의 방법이 옳다고 생각했습니다.

"하나님이 낫게 해주신 것이지요."

"진정한 치료가 이루어진 느낌입니다."

두 사람은 미국에 가면서 내게 거듭 고맙다고 했습니다.

치료는 어떻게 보면 정신과 육체라는 원래의 밸런스를 찾아가는 것입니다. 그러기 위해서는 인간과 인간의 관계, 인간과 하나님의 관계 등 관계의 회복이 선행되어야 합니다. 그렇게 해야만 인간적인 치료가 되는 것입니다.

'하나님은 나를 사랑하십니다.' '하나님은 나를 고쳐주십니다' '나는 지금 참 행복합니다…….'

이러한 말과 믿음이 환자를 치료의 역사로 이끈다고 나는 믿습니다.

네 번 째

요단강 건너서 다시 만나리

슬픈 죽음을 만들지 말자

환자나 가족 모두 준비 없는 임종을 맞아서는 곤란합니다.
임종을 맞이할 준비를 해야 인격적인 죽음을 맞을 수 있습니다.
임종은 죽음을 기다리는 시간이 아니라 생을 마감하는 시간입니다.

내가 의사가 된 건 삼촌 때문인지도 모릅니다. 어린 나이에 나는 죽음을 목도했습니다. 임종 순간은 보지 못했지만 암에 걸린 이후 삼촌의 삶이 바로 죽음이었습니다.

의대를 가고 싶어 했으나 집안 사정상 유기화학을 전공한 삼촌은 부산대학 박사 1호로 프랑스에서 유학하던 중 암에 걸렸습니다. 고된 유학 생활이 암을 부른 모양이었습니다. 삼촌이 고향으로 돌아왔을 때는 이미 손을 쓸 수 없는 지경이었지만 집안 어른들의 강요로 수술을 받았습니다. 집안 어른들은 수술을 사람 살리는 마술 정도로 생각했습니다.

그러나 집안의 바람과 달리 삼촌의 병은 두 달 만에 다시 재발했습니다. 이번에도 어른들은 의견이 분분한 와중에도 부랴부랴 수술을 하려고 했습니다. 이미 늦었으니 더 이상 고통을 주지 말자는 쪽과 잃을 게 없으니 끝까지 해보자는 쪽으로 나뉘어 수술을 두고 팽팽히 대립했습니다.

"무슨 소리, 이렇게 뒷짐 지고 있자는 말인가!"

이번에도 역시 수술을 하자는 쪽이 우세했습니다.

삼촌은 우리 집안의 기둥이었으므로 1퍼센트의 희망이라도 있다면 잡으려고 했고, 그렇기 때문에 이대로 주저앉을 수 없다는 게 설득력을 얻었습니다. 부랴부랴 돈을 추렴해서 삼촌과 어른들은 서울 대학병원으로 향했습니다.

그러나 결과는 희망대로 되지 않았습니다. 삼촌의 수술을 집도한 의사는 손 한번 써보지 못하고 도로 봉합해버리는 지경에 이르렀던 것입니다. 삼촌은 테이블 다이만 면했지 죽은 목숨인 셈이었습니다.

나는 삼촌이 집으로 온다기에 부산역으로 마중을 나갔습니다. 삼촌은 장손인 나를 유달리 예뻐했습니다. 기차가 도착했는지 우르르 사람들이 몰려나왔습니다. 역 광장에 서 있던 나는 사람들이 다 나오고 난 다음에 어른들에게 들려 나오는 삼촌을 보았습니다.

플랫폼에 내린 삼촌은 택시 타는 역 광장까지 나올 기력이 없었습니다. 수술 직후의 환자라 배의 상처 때문에 업을 수도 없었고, 앰뷸

런스를 부를 수도 없었습니다. 그래서 선택한 것이 짐을 나르는 리어카를 이용하는 것이었습니다.

삼촌은 거적이 깔린 리어카에 실린 채 나왔는데, 수술한 상처 때문에 허리를 뒤로 한껏 젖힌 채 리어카의 난간을 잡고 있었습니다. 나는 저만치 떨어져서 고개를 푹 숙인 삼촌을 바라보며 얼마나 울었는지 모릅니다. 어린 마음에도 죽음이 억울하고 슬프게만 느껴졌습니다.

삼촌은 언젠가는 대학의 총장이 되었을지도 모를 분이었습니다. 어쩌면 그보다 더 큰일을 했을지도 모릅니다. 그러나 리어카에 앉은 삼촌은 아무것도 할 수 없었습니다.

'다음에 의사가 되어 암으로 죽는 사람이 없게 할 거야.'

나는 그때 그렇게 다짐했습니다.

결과적으로 나는 의사가 되었지만 암으로 죽는 사람을 없게 하지는 못하고 있습니다. 대신 목표가 하나 있다면 슬픈 죽음은 없게 하자는 것입니다. 만약에 죽음의 문턱을 넘은 상황이라면 인간답게 편안한 마지막을 만들어드리자는 것입니다.

지금 생각해보면 만일 두 번째 수술을 하지 않았다면 삼촌은 좀 더 오래 사실 수 있었을 것 같습니다. 두 번째 수술은 하지 말았어야 할 수술이었습니다. 쇠약한 몸에 차가운 메스를 대는 것은 죽음을 재촉하는 짓이었습니다. 삼촌은 그때 마흔을 갓 넘긴 나이였고, 관리만 잘 한다면 충분히 좀 더 살 수 있을 터였습니다.

말기 암 환자를 볼 때마다 삼촌의 얼굴이 오버랩 됩니다. 암을 치료하다 보면 죽음을 기다리는 상황이 올 때가 분명 있습니다. 운명은 분명 인간의 손길이 닿을 수 없는 영역입니다. 인간이 하는 마지막 치료, 이 치료를 과연 어떻게 할 것인가 하는 고민을 할 필요가 있습니다.

마지막까지 치유의 손길을 놓지 않아야 하는데도, 아직은 말기 암 환자의 관리에 대해서는 언급 자체를 피하고 싶어 합니다.

그러나 환자나 가족 모두 준비 없는 임종을 맞아서는 곤란합니다. 임종을 맞이할 준비를 해야 인격적인 죽음을 맞을 수 있습니다. 임종은 죽음을 기다리는 시간이 아니라 생을 마감하는 시간입니다. 현재 우리나라에 호스피스 병원은 몇 군데 없고, 일반 병원에서의 호스피스 교육도 전무한 실정입니다.

인간이 언젠가는 죽는다는 것은 만고불변의 진리입니다. 20대가 지나면서 인간은 서서히 노화 과정을 겪게 됩니다. 누구나 생의 마지막을 준비해야 하고, 특히 병으로 생을 마감해야 하는 경우에는 인격을 손상시키지 않고 인간답게 죽는 법에 대해서 알아둘 필요가 있습니다. 우리의 사랑하는 가족들이 슬픈 죽음을 맞이하지 않기 위해서 우리는 관심을 가져야 합니다.

흰색 시트가 있는 풍경

병원의 환경은 좀 더 개선되어야 합니다.
가족사진, 성경책, 작은 화분, 아끼던 물건 같은 것들이라도 곁에 두어
병원이라는 낯선 공간에서 가족과 떨어져 있는 것을 잊게 해주어야 합니다.

바다를 바라보고 있는 병원. 병실 창밖으로 푸른 바다가 갈매기를 풀어놓는 풍경……. 부산에 있는 1천 개 병상 규모의 고신대학병원은 우리나라에서 가장 전망이 좋은 병원입니다. 그곳에 있는 환자들 가운데 95퍼센트는 암 환자들입니다.

나는 가끔 절망적인 상황과 마주치곤 했습니다.

"이 병실에 있던 환자 어디로 갔습니까?"

"방금 방을 바꿔달라고 원무과에 신청해서 지금 방을 바꾸는 중입니다."

2인용 병실은 텅 비어 있었습니다. 마주 보는 두 개의 침대에는

하얀 시트만 깔려 있었다. 아무도 말해주지 않아도 그 방에서 무슨 일이 일어났는지 짐작할 수 있었습니다. 그곳에 있던 환자는 옆방도 싫어서 가장 멀리 떨어져 있는 방으로 옮겨버렸습니다.

'어느 침대든 다 마찬가지인데…….'

따지고 보면 어느 침대든 다 마찬가지로 요단강을 건너기 전에 사람들이 마지막으로 머물다간 곳입니다. 한 인간이 지상에서 가장 마지막으로 머문 곳이 흰색 시트가 깔린 환자용 베드입니다. 그러나 그곳은 모두가 바라보고 싶지 않아 하는 곳입니다. 그곳에서 일어난 일들이 기억을 비집고 나올까 봐 두려워하는 것입니다.

나는 병실을 옮긴 환자의 심정을 이해합니다. 예민한 사람들은 옆 침대의 환자가 세상을 떠나면 그때부터 '그다음은 내 차례'라고 여기고 남아 있는 시간을 헤아리게 됩니다. 방을 옮겨달라고 하는 것은 '나도 곧 죽을 것이다' 라는 두려움을 애써 외면해보고자 하는 마음에서입니다.

병원에서 임종을 맞는 것이나 임종을 맞는 환자를 보는 것 모두 그리 좋지 않습니다. 암 환자들에게는 보다 특별한 보살핌과 다른 환자로부터의 차단이 필요합니다. 다른 환자의 죽음을 보면서 필요 이상의 두려움을 키우게 되기 때문입니다. 아름다움 임종을 보게 되면 위안을 받지만, 그 반대를 보게 되면 죽음 자체가 공포로 변합니다.

암 병동일수록 무겁고 칙칙한 분위기보다는 편안하고 아늑한 분위기여야 합니다. 우리나라 어느 병원을 가보더라도 이러한 희망 사항과는 거리가 멉니다. 2인실의 경우는 그나마 사정이 양호하지만 6인실의 경우는 상황이 매우 나쁩니다.

6인실에 빽빽이 놓인 침대는 쾌적함과는 거리가 멉니다. 입원해 있는 동안 서로들 다른 환자에게서 나는 체취를 못 견뎌 하며 스트레스를 받습니다. 대부분의 환자들은 상태가 위중한 환자 근처에는 가지 않습니다. 눈에 보이지 않는 병풍을 두른 것처럼 그쪽으로는 눈길조차 주지 않지만, 누워 있는 환자는 이 모든 상황을 보지 않고도 오감으로 압니다.

"문 좀 닫으세요."

"열어놓으면 시원해요."

"좀 닫으라니까요. 냄새나잖아요."

가끔씩 병실에서 이렇게 큰 소리로 실랑이가 벌어지곤 합니다.

병실에도 군번이 있는데, 오래된 고참 환자의 자리가 창가 옆입니다. 환자들은 병원에 갇혀 지내다 보니 아무래도 창가 자리를 선호합니다. 밖이라도 내다봐야 덜 갑갑할 정도로 병든 육신은 그들에게 감옥입니다.

그러나 창문을 열어놓으면 바람과 함께 창가에 자리한 환자의 체취까지 전달됩니다. 비리면서 퀴퀴한 암 환자 특유의 냄새가 나는 것입니다. 특히 잘 돌봐주지 않아서 씻지도 못한 경우에는 뭐라고 표현할 수 없을 정도로 냄새가 고약합니다. 그런 냄새가 싫어서 1인실로 방을 옮기는 사람도 있을 정도입니다.

환자들은 그러한 병실에서 지내며 과연 무슨 생각을 할까? 나는 가끔 생각해봅니다. 죽어가는 모습을 보는 것. 그것은 참으로 고통스럽습니다. 아직 덜 위중한 사람이라 하더라도 그 방 안에서는 의지가 한번 꺾여버립니다. 죽어가는 이의 모습이 바로 한 달, 혹은 몇 주 후가 될지 모르지만 자신의 미래인 것입니다. 같은 병실을 쓰는 환자들은 누가 세상을 뜰 것인지 대충 알아챕니다. 그토록 가고 싶던 창가 자리가 비더라도 그 자리에 가지 않습니다. 흰 시트만 까칠하게 깔려 있을 뿐입니다.

믿음이 깊은 사람들은 병원에서도 잘 견디지만, 그렇지 못한 사람들은 공포와 두려움에 떱니다. 누구든 죽음에 대한 두려움에서 벗어나야 편안하게 임종을 맞을 수 있습니다. 그러나 이러한 열악한 환경은 편안함은커녕 임종에 대한 두려움을 가중시킵니다.

지상에서의 마지막 풍경이 병원의 회색 벽이라는 사실은 인간을 보잘 것 없게 만듭니다. 그러므로 병원의 환경은 좀 더 개선되어야 합니다. 가족사진, 성경책, 작은 화분, 아끼던 물건 같은 것들이라도 곁에 두어 병원이라는 낯선 공간에서 가족과 떨어져 있는 것을 잊게 해주어야 합니다. 환자들에게 최대한 집에서와 비슷한 환경을 만들어주는 게 도움이 됩니다.

요즘은 임종을 대부분 병원에서 치르지만 나는 임종을 가급적 자신의 거처에서 치르는 것이 좋다고 생각합니다. 집이 아니더라도 햇살이나 바람, 나무 같은 자연을 느끼며 남겨진 시간을 묵상할 수 있게 환경을 만들어가야 합니다. 행복하게 이 지상에서 살았다는 기억. 떠나는 사람이나 보내는 사람 모두 이 기억이 있음으로 해서 위안을 받을 수 있습니다.

임종을 치러본 경험이 없는 보호자들의 경우 미리 준비를 해두는 게 좋습니다. 조언을 얻거나 호스피스 교육을 받거나 해서 대처 능력을 키워놓아야 합니다. 임종은 반드시 치러야 할 시험 같은 통과의례가 아닙니다. 그것은 자연스럽게 받아들여야 하는 삶의 한 모습입니다.

당신의 인생 전체를 용서해요

처음에는 자녀들에게 등을 떠밀렸지만 자신의 지난 삶을 돌아보고 참회를 했는지, 할머니께 잘했습니다. 내 진료실에서 나갈 때마다 할머니를 안아주고 용기를 불어넣어 주었습니다.

부부는 한번 연을 맺으면 서로에게 충실해야 합니다. 고리타분한 목사님 말씀이 아니라 의사로서 하는 말입니다. 아내가 자궁암에 걸리면 남편은 과거를 문책당하게 됩니다.

자궁암은 크게 질에서 자궁으로 이어지는 경부암과 자궁 안쪽의 자궁암으로 나뉩니다. 어떤 경우든 자궁암을 일으키는 원인은 헤르페스 바이러스나 인유두종 바이러스입니다. 바이러스로 전염되는 유일한 암이 자궁암입니다.

이들 바이러스는 보통 성관계에 의해서 옮습니다. 바이러스에 의해 자궁경부에 암세포가 자라게 되면 자궁경부암, 더 깊숙이 자궁

안까지 바이러스가 침투하면 자궁암이 됩니다. 어떤 경우든 자궁암의 경우에는 자궁을 적출합니다. 일반적으로 난소로 전이되는 것을 막기 위해 난소까지 다 적출하는 경우도 생길 수 있습니다.

출산과 수유가 다 끝난 나이라 하더라도 대부분의 여성들은 자궁을 들어내는 것에 부담을 느끼고 눈물을 흘립니다. 아무리 목숨이 경각에 달려 있기 때문에 적출했다고 해도, 여자로서의 허탈감까지 위로하지는 못합니다.

자궁암의 원인이 되는 바이러스를 옮기는 사람은 대부분 남편입니다. 이 바이러스는 위생 상태가 좋지 않은 곳으로부터 옮습니다. 부부 둘 중 한 사람이 지나치게 다른 파트너와 관계를 많이 맺은 경우 생길 수 있습니다. 우리나라는 아직까지 남편이 그 원인 제공자입니다. 자궁암에 걸린 환자의 경우 대부분 남편이 젊은 시절, 아니면 현재까지도 속을 썩이는 경우가 많습니다.

몇 년 전에 기세등등한 할머니와 기가 팍 죽은 할아버지, 그리고 노여움에 찬 딸들이 모두 함께 진료실을 찾았습니다.

"당신이 내 속을 얼마나 썩였던지……. 당신 때문에 내가 이렇게 되었잖아요. 입이 있으면 말 좀 해봐요."

할머니는 마치 나에게 호소라도 하듯이 노기충천해서 말씀하셨고, 할아버지는 옆에서 연신 "으험으험" 하고 헛기침만 했습니다.

할머니가 풀어놓는 사연을 들어보니 할아버지가 속을 깨나 썩인 모양이었습니다. 뿐만 아니라 젊은 시절에는 엄한 시어머니 밑에서 고생도 많이 하셨다고 합니다. 게다가 할머니가 암에 걸려 병원에 오게 되었는데도 할아버지는 여전히 할머니의 속을 썩이는 중이었습니다. 그러다 보니 자식들은 모두 어머니 편이었습니다.

"할아버지, 지금이라도 잘못을 용서받으시고 할머니에게 잘하세요."

나는 할아버지에게서 할머니에게 잘하겠다는 약속을 받아낸 다음 안아주라고 했습니다. 할아버지는 별소리 다 한다고 구시렁대며 거부했지만, 대세는 이미 할머니 쪽으로 기울어 있었습니다. 자식들의 성화에 못 이겨 할아버지는 결국 내 말대로 따랐습니다.

"여보, 그동안 나 때문에 고생 많았소, 앞으로는 잘하리다."

할아버지는 울면서 할머니를 안아주었습니다.

"할머니도 할아버지를 용서한다고 말씀해주세요, 당신 인생 전체를 용서한다고요."

할머니 역시 나를 따라 말을 하면서 울고, 결국에는 같이 온 자녀들도 울었습니다.

물론 한 번 안아주는 것으로 용서가 되는 것은 아닙니다. 안아줄 때 진심이 아니라 나에게 등 떠밀린 듯이 마지못해 안아줄 수도 있습니다. 그러나 자꾸 안아주다 보면 서로 마음을 열게 됩니다.

"당신 집안에서 나 잡아먹었다!"

할머니는 그 후에도 몇 번 극단적으로 노여움을 풀어냈습니다. 결혼 생활 40년 동안 쌓인 응어리이다 보니 한 번에 풀릴 리 없었습니다.

"아버지가 그동안 고생시킨 것을 생각해서 마지막 가는 길은 편안하게 해 드리세요!"

자녀분들은 할머니가 어떻게 대하더라도 할아버지가 다 받아주어야 한다며 반은 부탁을 하고 반은 으름장을 놓았습니다.

다행히 할아버지는 착한 남편이 되었습니다. 처음에는 자녀들에게 등을 떠밀렸지만 자신의 지난 삶을 돌아보고 참회를 했는지 할머니에게 잘했습니다. 내 진료실에서 나갈 때마다 할머니를 안아주고 용기를 불어 넣어주었습니다.

할머니는 암 치료를 받는 동안 얼굴이 오히려 밝아졌습니다. 마음에 응어리들을 풀어놓기 시작했기 때문입니다. 치료도 잘되었고, 말기 암의 고통도 거의 느끼지 않으셨습니다. 이 정도 고통이면 참을 만하다면서 잘 참아내셨습니다. 모두 방탕한 생활을 하던 할아버지가 반성한 덕분이었습니다.

다들 두어 달도 어렵겠다고 했지만 할머니는 1년 가까이 더 사시다 편안하게 돌아가셨습니다. 자녀분은 할머니가 소천하시자 연락을 해왔습니다.

"어머니께서 하나님의 축복 속에 행복하게 떠나셨습니다."

반성과 용서가 축복을 내린 것입니다.

용서란 자기 자신을 위해서 하는 것

부부가 다정하게 손을 잡고 들어서는 경우는 치료도 잘되고, 암이 완치되지 않더라도 오래 생존합니다. 그러나 혼자서 외롭고 지친 표정으로 들어오는 환자들을 보면 내가 먼저 가슴이 먹먹해집니다. 그런 환자는 아니나 다를까 얼마 버티지 못했습니다.

'인간의 본성은 과연 선할까?'

나는 환자들을 보면서 가끔 묵상을 합니다.

나도 남자지만 남자들의 이기심에 질리는 경우가 있습니다. 남편이 암에 걸리면 대부분의 아내들은 지극 정성으로 간병을 합니다. 최후의 순간까지 떠나지 않고 최선을 다합니다. 반면 암에 걸린 아내를 버리는 비정한 남편이 많습니다.

진료실을 찾는 남자 환자는 혼자 오는 경우가 거의 없습니다. 그러나 여자 환자는 혼자 오거나 친구와 오는 경우가 많습니다. 부부가 같이 오지 않는 경우는 십중팔구 한쪽이 버림받은 경우입니다.

사람들은 흔히 떠나는 뒷모습이 아름다워야 한다고 합니다. 갈 때 가고, 올 때 오고, 기다릴 때 기다려야 합니다. 가야 하지 않을 때 가는 뒷모습은 매정합니다. 그 모습을 편하게 보내줄 수 있는 사람은 없습니다. 한 사람이 떠난 자리는 분노와 회한으로 채워지게 됩니다.

얼마 전에 아는 집사님의 따님이 들렀습니다. 말기 암으로 지상에서 살아갈 시간이 얼마 남지 않은 분이었습니다. 이미 한 차례 수술로 자궁과 난소를 다 들어냈는데도 두 달 만에 재발한 경우였습니다. 나에게 올 때 이미 폐와 간에 전이 되어 의사들이 손을 놓아버린 상태였습니다.

그녀의 사정을 들어보니 딱하기 그지없었습니다. 남편과 이혼하면서 아이를 남편에게 딸려 보내고 혼자 살고 있었습니다. 이혼하기 전부터 이미 남편은 다른 여자에게 가 있었고, 엎친 데 덮친 격으로 그녀는 암에 걸렸습니다.

"그 심정 충분히 이해합니다. 하지만 살려면 남편을 용서하세요. 남편보다 더 잘 살면 되지 않겠습니까. 살기 위해서 뭘 못하겠습니까."

나는 안타까운 심정으로 그녀와 함께 기도를 드리곤 했습니다. 그녀는 남편을 용서한다며 말없이 뜨거운 눈물만 쏟다가 갔습니다.

암에 걸리는 것도 힘들고 서러운데, 그 때문에 버림받는 여자들이 많습니다. 아내가 암에 걸리면 대부분의 남편들은 부부관계를 꺼립니다. 암이 전염되는 것도 아니고 더러운 것이 아닌데도 그러합니다. 특히 자궁암이나 유방암 등 여성이기에 걸릴 수 있는 암에 걸리면 더욱 그 정도가 심합니다.

자궁암이나 유방암으로 자궁과 유방을 적출하는 경우 육체적 충격뿐 아니라 정신적인 충격도 큽니다. 더 이상 아이를 낳지 않을지라도 여자로서의 능력을 상실했다는 것에 크게 좌절하기 때문입니다. 그런 아내를 두고 밖에서 다른 여자를 만나고 다닌다면?

환자가 분노하고 스트레스를 받는 상황에서는 당연히 상태가 더욱 악화됩니다. 이 경우 보호자는 환자를 두 번 죽인다는 비난을 면하기 어렵습니다. 게다가 자궁경부암이나 자궁암같이 남편 쪽에서 원인을 제공한 경우라면 환자에게 씻을 수 없는 분노를 심어줍니다.

"다 용서하십시오. 우선 건강하셔야 아이들을 볼 수 있겠지요."

하루하루 병세가 나빠지는 것을 보고, 나는 살기 위해서 용서부터 하라고 권유했습니다. 그러나 용서한다고 말하기는 했지만 마음속으로는 응어리를 풀어내지 못한 모양이었습니다. 암이 진행되는 속도는 나의 예상보다 훨씬 빨랐습니다.

암은 빨리 진행하는 암과 천천히 진행하는 암으로 나눌 수 있습니다. 유방암이나 자궁암은 빠른 진행을 보이는 암이 아닙니다. 그런데도 수술하고 나서 두 달 만에 폐와 간, 뼈에까지 전이가 이루어졌다는 것은 환자의 마음과 육신이 쇠약하다는 증거였습니다. 뼛속 깊이 자리한 절망과 분노가 그녀의 생을 파먹지 않기를 나는 늘 기도

했습니다.

환자가 오래 버텨주어야만 의사가 해줄 수 있는 것이 많습니다. 그러나 불행하게도 그녀에게 의사로서 해줄 수 있는 게 거의 없었습니다. 치료를 받으러 온 지 두 달 만에 딸이 세상을 떠났다는 집사님의 전화를 받았습니다.

암 환자만 수천 명을 만나다 보니 의사로서 직관이 있습니다. 진료실에 들어오는 환자의 모습만 봐도 치료가 잘될 것인지 안 될 것인지 80퍼센트쯤은 이미 예견할 수 있습니다.

부부가 다정하게 손을 잡고 들어서는 경우는 치료도 잘되고, 암이 완치되지 않더라도 오래 생존합니다. 그러나 혼자서 외롭고 지친 표정으로 들어오는 환자들을 보면 내가 먼저 가슴이 먹먹해집니다. 그런 환자는 아니나 다를까 얼마 버티지 못했습니다.

문제는 용서입니다. 마음으로 용서를 하는 것. 예수님은 원수를 사랑하고 용서해주셨습니다. 불행을 겹으로 겪고 있는 여자들에게 있어 남편은 분명히 가슴에 칼을 꽂는 것 이상의 원수입니다. 그러나 원수를 사랑해야 거듭날 수 있습니다. 용서라는 문을 열고 들어서면 전혀 새로운 세상이 보입니다. 투병에 있어서도 전혀 다른 결과가 나타나는 것입니다.

"용서는 바로 자기 자신을 위해서 하는 것입니다."

의사로서 나는 안타깝게 조언합니다.

그러나 용서란 말은 하면서도 가슴을 짓누르는 분노의 덩어리는 놓지 못하는 모양입니다. 억울한 죽음이 되지 않기 위해서는 진정으로 용서할 수 있어야 합니다.

실컷 우는 게 약!

자존심이 강한 사람들, 실제는 약하지만 강한 척 보이려는 사람들은 어디 가서 누구를 잡고 하소연을 하거나 눈물을 흘릴 데가 없습니다.
이런 환자들일수록 체면 차리지 않고 실컷 울게 해주어야 합니다.

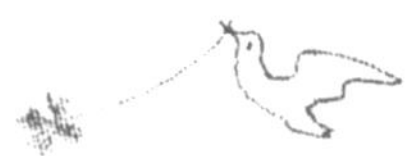

가끔 내 진료실은 울음바다가 될 때가 있습니다. 같이 기도를 하면서 나와 환자, 심지어 간호사까지 끌어안고 울어버리는 경우가 있습니다.

나는 울음과 눈물이 인간의 마음을 정화시켜주는 역할을 한다고 믿습니다. 면역력을 증강시키기 위해서 웃음 요법을 쓰기도 하지만, 용서하게 하고 마음을 풀어주기 위해서는 같이 기도하고 울게 해줍니다.

자궁암에 걸린 여자들을 보면 나는 가슴이 먼저 무너져 내립니다. 흔히들 여성암이라고 하는 자궁암과 유방암에 걸리면 대부분의 남편들은 부부관계를 피합니다. 나는 자궁암에 걸리더라도 고통스럽지 않다면 부부관계를 하라고 권합니다. 분비물이 많아지고 몸에서 나는 냄새는 예전에 비해 좀 더 많이 날 수 있지만, 그렇다고 해서 특별히 피할 이유는 없습니다. 특히 남편 쪽에 나쁠 이유가 없습니다.

부부지간이라면 아픈 아내에게 더욱 사랑을 다해야 합니다. 그러나 많은 남편들은 암에 대한 두려움과 이기심에 눈이 멀어버립니다.

'하나님, 인간의 본성이 어쩌면 저럴 수 있을까요…….'

간혹 환자를 돌려보내고 혼자서 탄식하며 기도할 때가 있습니다.

이기적인 유전자보다 이타적인 유전자가 많기 때문에 생명이 유지되고 사회가 유지됩니다. 이타적인 유전자가 없는 사람은 정신적인 암에 걸린 사람입니다. 암에 걸린 아내보다 암에 걸리지 않은 남편이 더 치명적인 병을 앓고 있는 경우가 많습니다.

친구와 함께 내 진료실을 찾은 한 교사의 남편도 치명적인 병을 앓고 있는 경우였습니다. 그 환자의 경우 남편과는 별거 상태나 마찬가지였습니다. 자세한 내막은 말하지 않아서 모르지만 나는 까칠한 그녀의 표정을 보고 얼마나 심리적으로 힘든 상태인지 금세 알아챘습니다. 친구가 도와주기는 하지만 홀로 고군분투하며 투병 생활을 하고 있었습니다.

나는 환자가 하루빨리 남편을 용서하고 건강을 찾을 수 있게 위로해주고 같이 기도를 했습니다. 진료실을 찾은 지 며칠 만에 환자는 저간의 사정을 털어놓고 펑펑 울다 갔습니다. 누군가는 환자들을 실컷 울게 만들어주고, 또 그 눈물을 받아주어야 합니다. 시원하게 울었다 싶으면 한결 개운해집니다. 인간의 이기심에 다친 마음에는 눈물이 약입니다.

"울고 싶을 때는 기도하고 실컷 우십시오."

면역력을 증강시키는 몇 가지의 약과 함께 그 환자는 기도하고 실컷 울라는 처방전을 하나 더 받아갔습니다.

나는 환자를 볼 때 차트 대신 먼저 눈을 봅니다. 그러면 그 마음의 풍경이 보입니다. 흔들리고 있구나, 두려워하는구나, 슬프구나, 고통을 품고 있구나, 분노를 품고 있구나…….

터져 나오는 울음은 때로 촛불과 같아서 뜨겁게 온몸을 녹임과 동시에 주변을 밝힙니다. 환자들은 실컷 울고 나면 진료실을 들어올 때와 달리 한결 맑은 얼굴이 되어 나갑니다.

자존심이 강한 사람들, 실제는 약하지만 강한 척 보이려는 사람들은 어디 가서 누구를 잡고 하소연하거나 눈물을 흘릴 데가 없습니다. 이런 환자들일수록 체면 차리지 않고 실컷 울게 해주어야 합니다. 종기처럼 곪은 감정의 응어리가 한번 터지고 나면 부드러운 마음이 들어갈 자리가 생깁니다. 그러면 나무를 봐도 감동하고, 하늘을 봐도 그 아름다움에 감동합니다.

나의 처방 중에서 효과가 가장 좋은 것은 기도를 하는 것과 우는 것입니다. 간혹 마음이 평화로운 환자도 있지만 기도와 눈물로 정화하고 나면 다른 사람으로 조금씩 거듭나게 됩니다.

"실컷 울 수 있게 어깨를 빌려주십시오."

나는 환자의 보호자들에게 환자 혼자 가슴을 치며 울게 두지 말고 울음을 받아주라고 조언합니다. 사실은 가장 잘 눈물을 받아주시는 분은 하나님입니다. 하나님에게는 설명할 필요가 없습니다. 그냥 푹 엎드려 울면 되는 것입니다.

암에 걸리는 것 자체가 죄가 아닐뿐더러 보살핌을 받아야 하는데도 오히려 버림받는 모습을 접할 때마다 나는 암이란 병이 무서운 것이 아니라, 인간의 이기심이 더 무섭다는 것을 느낍니다. 이러한 인간의 이기심에 상처를 받았을 때는 하나님을 찾는 게 사는 길입니다.

환자들은 얼마나 억울해하며 자기 가슴을 치겠는가! 억울한 나머지 분노를 키우게 되면 결국은 그 분노가 마음의 평화를 삼켜 고통 속에서 죽어가게 합니다. 눈물 속에서 용서를 발견하고 하나님의 사랑을 받아들이는 것, 그리고 그 사랑에 감사하는 것. 그것이 사람을 살게 합니다.

죽음 앞에 서서 외롭지 않은 사람 없다

환자들이 가장 원하는 것은 관심과 사랑을 받는 것이고,
가장 두려워하는 것은 소외되거나 가족의 짐이 되는 것입니다.
인간이 가장 두려워하는 것은 '네가 싫어!' 하고 상대하지 않으려는 소외입니다.

간병을 잘하기 위해서는 말기 암 환자에 대한 이해가 필요합니다. 환자들은 투병 기간이 길어질수록 자책감이 강해집니다. '내가 가족들의 짐이 되는구나. 내가 어서 죽어야지……' 라는 괴로운 마음을 늘 안고 있습니다.

또한 투병 기간이 길어지면 길어질수록 눈치가 훤해집니다. 눈이 안 보이면 귀와 촉각이 예민해지듯이 몸이 불편하면 오감이 예민해집니다. 아프기 전에는 아무렇지 않게 생각하던 것도 예민하게 받아들이게 됩니다. 그러다 보니 노여움을 타거나 서운하게 생각하는 게 많아집니다. 한마디로 까다롭게 되는 것입니다.

늘 까칠하고 뾰족하게 신경을 곤두세우고 있다 보니 조그만 일에도 서운함을 느껴 가족들에게 폭언을 퍼붓거나 신경질을 부리는 경우도 허다합니다. 반대로 스스로를 가족의 짐이라고 생각하는 환자들은 모든 고통을 혼자서 속으로 삭입니다. 둘 다 모두 나쁜 경우로, 외로움에 떨기는 마찬가지입니다. 이 경우 암보다 외로움이 만든 마음의 병을 먼저 치료해주어야 합니다.

죽음 앞에 서서 외롭지 않은 사람은 이 세상에 없습니다. 그러나 하나님을 믿는다면 외롭지 않습니다. 종교를 가진 사람이 종교를 가지지 않은 사람에 비해 죽음에 대해서 좀 더 담대하고 병과 대면할 때도 외로움을 덜 탑니다. 하나님이란 든든한 백이 언제나 함께하고, 언젠가는 하나님의 품으로 돌아가며, 하나님의 역사 안에서 모든 게 이루어진다고 믿기 때문입니다.

이렇게 환자 스스로 죽음에 대한 스트레스를 극복해가면 좋지만, 그렇지 못한 경우 문제가 됩니다. 환자는 병원 생활을 할수록 예민해지고, 보호자들은 그에 비례해서 지쳐갑니다. 보호자들은 지친 나머지 '원래 예민한 사람이니까' '보통 사람보다 까다로우니까'라는 이유로 점점 환자를 무시하게 됩니다. 환자들이 보호자의 일거수일투족을 예민하게 바라보는 반면, 보호자는 '간병을 잘해야지' 하는 처음 생각을 점점 잊고 무신경해지는 것입니다. 아무렇지도 않게 환자에게 비수가 될 수 있는 말을 하기도 하고, 귀찮아하거나 윽박지르기도 합니다. 환자는 그럴수록 의기소침해집니다.

스스로 보행이 불편한 환자일수록 더욱 의기소침해집니다. 자신을 짐스럽게 생각할까 봐 고통을 참거나, 심지어 상대를 편하게 해주기 위해 거짓말을 하기도 합니다. 욕창으로 등이 썩어 들어가더라도 자세를 바꿔달라고 말하지 않고, 바깥 바람을 쐬고 싶어도 먼저 창문을 열어달라거나 나가자고 요구하지 않습니다. 환자의 말수가 없어지고 요구가 없어지는 것은 결코 보호자나 환자에게 좋을 게 없습니다. 환자는 좀 뻔뻔스러울 만큼 자신의 의사를 드러내고 요구를 하는 게 좋습니다.

기가 한번 꺾인 환자들은 음지 식물처럼 조용히 순응합니다. 환자들은 어떻게 해야 보호자와 의사를 기쁘게 하는지, 그들의 환심을 사는지 훤히 꿰고 있습니다. 환자들은 종종 보호자나 의사를 기쁘게 하기 위해 거짓말을 하기까지 합니다.

싫으면서도 좋은 척, 아프면서도 아프지 않은 척, 목이 마른데도 안 마른 척, 치료가 잘 안 되는데도 잘 되는 척합니다. 의사와 보호자가 기뻐할 만한 일이란 치료가 잘되고 있는 것입니다. 한 마디로 사랑받고 싶어서 거짓말을 하는 것입니다.

일반인들은 이러한 환자들의 심리와, 환자가 겪는 심리적인 위축을 잘 이해하지 못하는 경우가 많습니다. 예전에 할 말을 다 하며 호령하고 살던 사람도 병실에 들어서는 순간 소심한 종이호랑이가 됩니다. 보호자들은 그 사실을 모른 채 아프기 전과 같이 대해서는 안 됩니다.

환자들이 가장 원하는 것은 관심과 사랑을 받는 것이고, 가장 두려워하는 것은 소외되거나 가족의 짐이 되는 것입니다. 인간이 가장 두려워하는 것은 '네가 싫어!' 하고 상대하지 않으려는 소외입니다. 이런 소외를 느끼는 강도는 건강한 일반인이 느끼는 것과 하루 종일 병실에서 보호자만 바라보는 환자가 느끼는 것이 다를 수밖에 없습니다.

병원에 있다 보면 안타까운 경우를 많이 봅니다. 환자가 원하는 게 어떤 것인지 알면서 일부러 보란 듯이 더 들어주지 않는 보호자도 있습니다. 시쳇말로 환자를 '잡는다'고 할 정도로 증오를 드러내고 일부러 더 무시하기도 합니다. 심한 경우 어떻게 저렇게 할 수 있을까 싶을 정도로 환자를 몰아붙이는 경우도 있습니다.

그러나 의사들은 환자를 잡는 보호자들을 보더라도 대부분 지적하지 않습니다. 그 이유는 말하지 않아도 알 것입니다. 의사들은 보호자와 부딪치고 싶어 하지 않습니다. 의사가 보호자의 잘못을 지적하는 것뿐만 아니라 환자의 보호자나 가족이 간병하는 사람의 태도를 지적할 경우에도 잡음이 많아집니다. 예컨대 시어머니를 간병하는 며느리의 태도를 시누이나 남편이 지적하는 경우, 간병인의 태도를 보호자가 지적하는 경우 그 피해는 고스란히 환자에게 넘어갑니다. 그렇기 때문에 지적하고 싶어도 지적하지 못하는 것입니다.

환자를 돌보는 보호자를 위한 훈련을 누군가는 시켜야 합니다. 환자의 투병에 가장 영향을 많이 끼치는 사람은 어떻게 보면 의사가 아니라 보호자입니다. 현재로서는 보호자를 훈련시킬 수 있는 사람이 의사밖에 없습니다. 환자 보호를 위해서 골치 아프다고 눈 감고 지나갈 문제는 아닌 것입니다.

'누가 고양이 목에 방울을 달 것인가?'

방울을 다는 가장 좋은 방법은 첫째로 보호자가 스스로 간병 훈련을 받는 것입니다. 둘째는 의사가 모자란 부분을 지적해주는 것입니다. 환자는 병 때문에 인내하는 사람이지만, 가장 사랑받아야 하는 사람입니다.

인생의 가장 큰 축복

고통 중에서 발견하는 기쁨이야말로 진정한 기쁨입니다.
암에 걸렸으면서도 편안히 웃을 수 있는 사람, 남을 위해 봉사하는 사람이
바로 그 기쁨의 진정한 의미를 아는 사람입니다.

"암은 인생에 가장 큰 축복일 수 있습니다."

환자들에게 이렇게 말을 하면 빙그레 웃는 사람이 있고, 흰자위가 보이게 눈을 치켜뜨는 사람도 있습니다. 빙그레 웃는 사람은 내게 치료를 오랫동안 받은 사람이고, 치켜뜨는 사람은 새로 온 사람입니다.

고통 중에 발견하는 기쁨. 항상 기쁨만 있다면 내가 왜 기쁜지를 모릅니다. 그러나 고통이 함께함으로써 기쁨을 발견하게 되는 것입니다.

암에 걸리고 나서 보면 살면서 느꼈던 사소한 기쁨들이 얼마나 소

중한 것인지 깨닫게 됩니다. 가족들과 밥을 먹는 것, 아이들의 머리를 빗겨주거나 목욕을 시켜주는 것, 산책을 나가는 것, 가족들과 드라이브를 가는 것, 머리를 감는 것, 양치를 하는 것 등. 사소한 행동 하나하나가 가지는 의미는 암에 걸리기 전과 후가 전혀 다릅니다.

사람은 좌절하지 않으면 희망을 발견합니다. 암에 걸리더라도 "나는 해낼 수 있다!" "나는 극복할 수 있다"라고 자신감을 가지고 생을 대하면 모든 것이 다 아름다워 보입니다. 심지어 죽음조차 아름다워 보입니다. 죽음은 현재의 고통을 끊고 요단강 너머에 있는 하늘나라로 가는 관문이기 때문입니다.

이런 이유로 고통 중에서 발견하는 기쁨이야말로 진정한 기쁨이라 할 수 있습니다. 암에 걸렸으면서도 편안히 웃을 수 있는 사람, 남을 위해 봉사하는 사람이 바로 그 기쁨의 진정한 의미를 아는 사람입니다. 그러나 그 기쁨의 의미를 발견하는 사람은 드뭅니다.

많은 사람이 암 환자에게 종교를 가지라고 권합니다. 거기에는 다 그럴 만한 이유가 있습니다. 종교를 가져야만 일상생활에 의미를 부여하게 되고, 그리하여 이런 기쁨을 맛볼 수 있게 됩니다.

종교가 주는 기쁨과 위안은 인간 세상의 그 어떤 것보다 강합니다. 종교는 고통을 이겨내는 강력한 마취제이기도 합니다. 믿음의 힘은 그만큼 강합니다. 그러나 믿음을 갖지 못한 사람은 그것을 전혀 짐작도 하지 못합니다.

나는 이별을 준비하는 한 젊은 엄마에게서 몇 년 전에 크나큰 감동을 느꼈습니다. 그녀는 자궁암 수술을 받은 환자로 엄밀히 말하면 내 환자는 아니었습니다. 그녀는 내가 병실에서 기도하는 것에 감동을 받아 하나님을 믿게 되었습니다. 퇴원을 해서 다시 가정으로 돌아간 뒤에도 건강히 잘 지낸다는 소식이 간간히 들렸습니다.

그러던 그녀가 2년 반 만에 나를 다시 찾아왔습니다. 이미 병원에 왔을 때는 4기 진단을 받은 후였습니다. 암은 폐와 간에 전이되어 있었습니다. 나는 그녀가 무척 힘들어하리라 생각하며 몹시 걱정했습니다. 처음 암에 걸린 것보다 재발하면 그 고통이 몇 배 더 합니다. 암 치료가 얼마나 고통스러운지 아는데다 재발은 곧 죽음이라고 여기기 때문입니다.

"저는 불행하지 않아요. 저는 하나님을 알아서 큰 기쁨을 발견했습니다. 그것만으로도 내 생은 의미가 있습니다."

그녀는 병실 내에서 전도 부인이었습니다. 언제나 단정하게 앉아서 성경책을 읽거나 찬송가를 부르고, 또 시간이 나면 다른 환자들을 전도하러 다녔습니다.

환자들은 그녀가 고통을 느끼지 않은 채 항상 미소 짓고 인사하며 대화하고 칭찬하는 태도에 감동을 받았습니다. 환자들은 그녀처럼 기꺼이 하나님 말씀을 받아들였습니다.

그녀의 임종은 아름다웠습니다. 고통을 전혀 느끼지 않은 채 찬송가와 기도소리 속에 미소를 띤 채 요단강을 건너갔습니다.

"아이들과 가족들은 하나님이 인도해주시겠지요."

가족, 특히 아이들과의 이별을 못 견뎌 하는 다른 엄마들과 달리 그녀는 하나님을 믿음으로써 인간적인 아픔을 극복해 갔습니다. 인생의 가장 큰 축복은 고통 중에 발견하는 기쁨이란 것을 나는 그녀를 통해 다시금 깨닫게 되었습니다.

사려 깊은 사람과
부주의한 사람을 가르는 행동

암 환자의 냄새는 암 환자 스스로에게는 삶과 죽음이라는 경계를 떠올리게 하지만, 산 자에게는 인간에 대한 배려를 할 줄 아는 사람, 반대로 경박하고 가벼운 사람을 가르는 잣대가 되기도 합니다.

과일이 썩어가면서 달콤한 향기를 풍기듯, 암에 걸린 암 환자에게선 특유의 냄새가 납니다. 약간 비릿하면서 퀴퀴한 냄새. 그 이유는 장기가 암세포에 침범당해 상하기 때문입니다. 그 퀴퀴한 냄새는 상처의 냄새인 셈입니다. 또 하나 덧붙이자면 암 환자의 경우 분비물의 메커니즘 자체가 다를 수 있습니다. 따라서 건강한 사람에게서 나는 분비물의 냄새와는 또 다른 냄새가 나게 되는 것입니다. 냄새의 원인이야 어찌 되었든 건강했을 때의 체취와는 차이가 있습니다.

원래 인간의 냄새가 어떤지는 아무도 모릅니다. 인간은 인간의 체취에 대해서는 무딥니다. 건강한 사람은 체취가 거의 안 난다고 볼 수 있습니다. 굳이 묘사를 하라면 피냄새처럼 약간 짭조름한 냄새가 납니다.

의사들은 환자의 냄새를 통해 병의 심각도를 추정해보기도 합니다. 냄새가 심해지면 병도 위중해진 것입니다. 수술을 위해 개복했을 때도 육안으로 확인하기 전에 냄새를 통해 먼저 감을 잡습니다. 병기나 암의 확장 부위를 보면 병의 심각도를 추정할 수 있는데, 냄새 역시 추정하는 데 한몫을 합니다.

특별히 냄새가 많이 나는 암도 있습니다. 식도암이나 구강암, 위암의 경우에는 냄새가 좀 더 심할 수밖에 없습니다.

다행한 건 환자들은 평소에는 그 냄새에 민감하지 않다는 것이다. 원래 사람은 후각이 그다지 발달된 것도 아닌데다 자신의 냄새는 특히 잘 모릅니다. 더욱 다행한 건 옆에서 간병하는 사람도 익숙해지다 보면 냄새를 잘 느끼지 못한다는 것입니다. 그런데 문제는 지나가는 사람들입니다. 한번 인사 차 왔다가 가는 사람들.

"야, 이게 무슨 퀴퀴한 냄새야. 집에서 무슨 이상한 냄새가 나네……. 이 냄새를 못 느낀단 말이야?"

이렇게 수선을 떨면 환자는 서운함을 넘어 공포감을 느낍니다. '내 몸이 암으로 썩어가는구나'하는.

'내 몸에서 냄새가 날 정도면 이제 죽을 때가 되었나 보다.'

환자는 이렇게 생각하고 좌절하게 됩니다. 평소에 깔끔하던 사람이라면 좌절감이 더욱 큽니다. 간혹 이러한 신체적 박탈감이나 좌절감 때문에 자살을 택하는 환자까지 있습니다.

‘이렇게 조금 더 산들 무슨 의미가 있을까? 더 추해지기 전에 죽자.’

이런 생각에 빠져 그만 생을 포기하려고 하는 경우도 생깁니다.

작은 것, 조그만 배려가 환자를 천국과 지옥 사이를 넘나들게 합니다. “이게 무슨 냄새야? 무슨 냄새 안 나요?” 라고 호들갑스럽게 말을 하는 사람과 “공기가 나쁘니 환기를 좀 시켰으면 좋겠다” 라고 말하는 사람. 이것이 배려 깊은 사람과 부주의한 사람의 차이입니다.

장안의 화제가 되었던 드라마 〈장밋빛 인생〉에서 많은 사람들에게 감동을 안겨준 명장면 중 하나로 남녀 주인공의 키스 장면이 있었습니다. 위암에 걸린 여주인공은 역한 냄새가 난다며 여거푸 잇몸이 상할 정도로 양치질을 해댑니다. 이것을 안타깝게 보던 남편이 양치질을 하기 위해 화장실로 들어가는 아내를 돌려세워 진한 키스를 하는 장면입니다. 그러면서 능청스럽게 덧붙입니다.

“냄새는 무슨 냄새, 달콤하기만한 데….”

암 환자의 냄새는 암 환자 스스로에게 삶과 죽음이라는 경계를 떠올리게 하지만, 산 자에게는 인간에 대한 배려를 할 줄 아는 사람, 반대로 경박하고 가벼운 사람을 가르는 잣대가 되기도 합니다. 작은 행동, 무심결에 툭 던지는 말도 암 환자에게는 치명적인 상처가 된다는 것을 잊지 않아야 합니다.

아플 때 참는 것은 미련한 짓

암 환자들은 암을 진단받을 때 25~50퍼센트가 통증을 경험하고 있습니다.
이미 아파서 병원에 온 것입니다.
병이 진행되면서는 75퍼센트 정도가 통증을 경험하게 된다고 알려져 있습니다.

통증은 누구나 고통스럽습니다. 통증에 대해 공포를 느끼는 것도 나쁘지만 통증을 느끼면서 억지로 참는 것도 좋지 않습니다. 의학적으로 암으로 인한 통증이란, 암세포로 인해 주변 조직이 파괴되거나 압박을 느끼는 과정에서 나타나는 직접적인 통증과, 그에 연관되어 공포를 느끼는 것 모두를 지칭합니다.

암 환자들은 암을 진단받을 때 25~50퍼센트가 통증을 경험하고 있습니다. 이미 아파서 병원에 온 것입니다. 75퍼센트 정도는 병이 진행되면서 통증을 경험한다고 알려져 있습니다. 물론 통증을 경험하지 않는 사람도 있고 그중에는 통증이 있지만 참을 만하다고 느끼는 사람도 있습니다. 통증에 대한 강도는 사람마다 너무나 다릅니다.

통증의 원인도 다양합니다. 대부분은 암 자체에서 오기도 하지만 치료받는 과정에서 생기기도 합니다. 수술이나 항암 치료, 방사선 치료를 받음으로써 생기는 고통도 큽니다. 방사선 치료를 받으면 주변 조직이 단단해져 죄는 듯한 압박을 느끼게 됩니다.

만약에 통증을 느낀다면 적극적으로 관리를 해야 합니다. 통증 관리를 해야 하는 이유는 그 자체만으로 참을 수 없는 괴로움을 안겨주기 때문입니다. 통증 때문에 잠을 못 자고 식사를 제대로 못하는 건 물론 생각, 대화, 거동을 제대로 못해 생활 자체를 침범당할 수 있습니다. 밤새 아파서 잠을 못 잘 정도면 어떤 약을 써도 치료 효과가 떨어집니다. 먼저 통증을 다스려 인간적인 생활부터 하도록 하는 게 순서입니다. 그러면 통증은 과연 다스려지는 것일까? 그리고 어떻게 다스려야 할까? 하는 문제가 남습니다. 나는 통증은 육체적으로만 다스릴 게 아니라 정신적인 통증도 같이 다스려야 한다고 생각합니다. 내부 장기나 신체적 고통, 신체 기능에 장애가 오거나 신경병증 자극으로 인한 육체적 통증만이 통증의 전부가 아닙니다.

암 환자들은 육체적 고통 못지않게 정신적 고통도 겪고 있습니다. 돈이 없어서 불안하고, 직업이 상실되어서 허탈하고, 죽음에 대해서 공포를 느끼고, 가족들에게 짐이 되는 것 같아서 우울합니다. 이러한 정신적인 고통까지 다스려야 암 환자에게 인격적인 삶이 주어집니다.

많은 환자들은 통증이 생기면서도 진통제를 먹는 것을 두려워합니다. 육체적으로 극심한 통증을 느끼면 진통제를 먹는 게 정상입니다. 통증 자체만으로도 극도로 삶의 질이 떨어지기 때문에 적극적으로 다스려야 하는 것입니다. 그럼에도 선뜻 통증을 조절하는 약물을 쓰지 않으려고 하는 것은 몇 가지 잘못된 선입견을 갖고 있기 때문입니다.

통증을 호소하면 의사가 원인이 되는 암 치료에 전념하지 않고 통증 치료에 관심을 돌리지 않을까 하는 걱정, 통증이 질병 악화를 의미하는 것이라는 두려움, 마약성 진통제를 사용하게 되면 중독되지 않을까 하는 우려, 처음부터 진통제를 사용하면 내성이 생겨 나중에 정말 아플 때 진통제가 듣지 않을 것이라는 막연한 추측, 진통제는 중독된다는 잘못된 상식…… 이런 것들 때문에 통증 치료를 주저합니다.

결론부터 말을 하자면 통증 앞에 미련스러운 곰이 되면 안 됩니다. 통증은 참을 만하면 참지만 참지 못할 정도가 되면 적극적으로 다스려야 오히려 치료에 도움이 됩니다. 통증으로 잠을 못 자거나 식사를 못 하면 몸은 더욱 쇠약해집니다. 암을 이겨낼 힘이 없어지는 것입니다.

정말로 아파서 진통제를 쓸 경우에는 절대로 중독이 되지 않습니다. 질병이 있기 때문에 당연히 통증이 생기는 것입니다. 이에 반해 중독은 일종의 의존입니다. 통증이 없거나 약한데도 아플 걸 미리 대비해서, 즉 통증에 대한 두려움을 없애기 위해서 사용하는 경우에는 중독이 될 수 있습니다.

이 차이를 의사들은 쉽게 간과합니다. 환자가 통증을 느낀다고 하면 육체적으로 극심한 통증을 겪고 있는 줄 알고 바로 진통제를 처방합니다. 그러나 진통제를 처방하기 전에 의사들은 충분히 환자와 대화해서 환자의 고통에 대한 이해를 먼저 해야 합니다. 환자들은 아플 때는 어떻게 아픈지, 왜 아픈지에 대해 솔직히 말을 해야 합니다.

일반적으로 의사들은 진통제 처방을 내릴 때는 WHO의 3단계 진통제 사다리에 의한 처방을 내립니다. 경미한 통증일 때는 비마약성 진통제와 진통 보조제, 중등도의 통증에는 약한 마약성 진통제나 비마약성 진통제, 진통 보조제 중에서 선택합니다. 심한 통증일 경우에는 강한 마약성 진통제나 비마약성 진통제, 진통 보조제 등을 처방합니다. 진통 보조제는 진통 효과를 강화시켜주며 한편으로는 마약성 진통제의 용량을 줄이는 역할을 합니다.

진통제를 투여하면 의사들은 일정 시간 지켜보며 그 효과를 확인하는 절차를 거칩니다. 용량이 적정한지 진통제가 듣는지 등을 나름대로 판단하는 것입니다. 따라서 환자들은 진통제 처방에 대해서 너무 걱정할 필요가 없습니다. 불안하다면 보호자가 어떤 진통제를 투여하는지 물어보는 것이 좋습니다.

모든 약에는 부작용이 있듯이 진통제 역시 부작용이 없을 수 없습니다. 그렇다고 부작용이 무서워 안 먹을 수도 없습니다. 이 문제를 해결하는 원칙은, 첫째 견딜 만한 데까지는 통증을 참고, 둘째 견디지 못할 정도면 먹고, 셋째 통증 자체를 덜 느끼려고 노력해야 한다는 것입니다. 통증이 덜하면 진통제 사용량도 현저히 줄어듭니다.

현재의 병원 시스템에서는 진통제가 과도하게 사용되는 면이 없지 않습니다. 환자의 진통제 사용은 분명히 줄일 수 있고, 진통제 사용을 줄이려면 의사나 보호자의 노력이 필요합니다. 환자들은 통증 때문에 진통제를 찾기도 하지만 많은 부분 통증이 올 것을 대비해 미리 투여해놓으려는 마음이 강합니다. 통증에 대한 두려움은 심리치료로 극복되어야 합니다.

분명한 건 의사나 보호자가 불안해하지 않게 환자를 위로하면 진통제의 사용을 줄일 수 있다는 점입니다. 또한 환자도 마음을 담대하게 먹으면 고통을 덜 느끼게 됩니다. 겁이 많은 사람이 두려움을 훨씬 크게 느끼고 통증도 더 크게 느낍니다. 반대로 담대한 사람은 통증을 받아들이는 정도가 덜합니다.

반드시 알아야 할 점은 진통제는 육신의 고통을 잊게 하지만 정신적 고통까지 치유하지 않는다는 사실입니다. 반대로 정신과 영혼이 고통을 모르면 육신의 고통은 훨씬 덜합니다. 이것은 고통조차 어느 정도는 환자와 보호자가 조절할 수 있는 걸 뜻합니다. 고통이란 마음먹기에 따라 그 정도는 달라질 수 있습니다.

마음이 약한 자 고통을 느낀다

진통제는 아플 때 맞으면 절대 의존성이 생기지 않습니다.
그러나 아플 것 같기 때문에 맞으면 점점 더 진통제에 의존하게 됩니다.
진통제 중독이 되는 것입니다.

암 투병을 하고 있는 사람들, 특히 성공적으로 하고 있는 사람들은 다른 암 환자에게 종교를 가질 것을 권합니다. 믿음은 신념보다 강합니다. 그리고 종교는 신념 이상의 것입니다.

이 세상을 창조한 보이지 않는 큰 손이 나를 치료해준다고 믿으면 두려움이 없어집니다. 나를 만든 창조주만큼 나를 잘 아는 사람은 없을 것입니다. 그런데 바로 그분이 치료를 해준다고 생각하면 든든한 백그라운드가 생기는 셈입니다.

환자들에게는 살아 있는 것도 두려움이고, 다가오는 죽음도 두려움입니다. 내일도 오늘과 같은 고통을 겪거나 더 고통스러울 것이라고 생각하면 내일 눈 뜨는 것이 두렵습니다. 그러면서도 당장 오늘 밤을 넘길 수 있을까, 하는 두려움이 엄습하기도 합니다. 환자들은 한발 한발 다가오는 죽음 앞에 외롭게 혼자 서 있습니다. 죽음은 곧 고통이란 생각에서 벗어날 수 없습니다.

"202호실 환자 진통제 좀 놓아주세요."

보호자들은 저녁때만 간호사실을 들락거리느라 바빠집니다. 환자는 보호자를 조르고, 보호자는 간호사를 조릅니다. 진통제를 맞아두어야 아프지 않을 것 같고, 그래야 혼자 맞는 밤이 두렵지 않을 것 같은 것입니다.

"선생님 밤만 되면 더 아파요. 잠도 못 자고 아파서 죽는 줄 알았어요."

회진을 돌다 보면 오전보다 오후에 환자들이 더 아프다고 호소합니다.

원래 밤이 되면 더욱 아파집니다. 마음이 아픈 사람은 밤에 더 눈물이 나고, 외로운 사람은 밤에 더 외롭습니다. 밤에는 모든 관심이 자기 자신으로 쏠리기 때문입니다. 적막하고 캄캄한 곳에 있으면 자기 자신 말고는 들여다볼 것이 없습니다. 밤이 되면 더 아프다는 환자들 중 열에 아홉은 공포를 느끼고 있습니다.

'오늘 밤에는 잠을 잘 잘 수 있을까? 내일 아침에 내가 살아 있을까?'

'밤에 잠을 못 잘 텐데……. 이렇게 아프면 죽는다던데…….'

이들에게는 진통제보다 마음을 진정시키는 것이 더 필요합니다.

진통제는 아플 때 맞으면 절대 의존성이 생기지 않지만 아플 것 같기 때문에 맞으면 점점 더 진통제에 의존하게 됩니다. 진통제 중독이 되는 것입니다. 진통제는 분명 신중하게 사용되어야 합니다.

일반적으로 의사들은 환자가 진통제를 요구하면 거의 허락합니다. 의사가 환자의 말을 액면 그대로 받아들이는 탓도 있지만, 그만큼 환자의 마음을 세심하게 읽지 못했기 때문입니다.

이럴 때는 환자와 상의를 해서 처방을 내려야 합니다. 진짜로 고통 때문이라면 처방을 해야 하지만, 아플 것이 두려워 진통제를 놓아달라는 것이면 두려움을 이겨낼 수 있게 용기를 주어야 합니다.

"고통을 느끼는 것은 거꾸로 말하면 내가 살아 있다는 증거입니다. 고통스러울 때마다 나는 살아 있다고 생각해보세요."

나는 환자들에게 고통을 받아들이라고 말합니다. 받아들이면 더 이상 두렵지 않습니다. 잘 알면 막연한 두려움을 느끼지 않습니다.

"어젯밤에 잘 못 주무셨어요?"

"네 진통제를 안 맞았는데도 잘 잤습니다. 견딜 만하던데요."

어떤 환자들은 진통제를 맞지 않고 밤을 보냈다는 데 자부심을 느끼기도 합니다. 자기가 투병을 잘 해내고 있다고 생각하는 것입니다.

한번 공포를 이겨낸 환자들은 용기를 얻어 투병도 잘 해냅니다. 4기 선고를 받고도 아무런 아픔을 못 느낀 채 몇 년째 건강하게 잘 살고 있을 정도입니다.

밤에 환자들에게 필요한 것은 진통제가 아니라 의사가 환자를 한 번 더 챙겨주는 마음입니다. 손을 잡아주고 격려의 말을 해서 삶의 의미를 환자 스스로 느낄 수 있게 해주는 것. 사랑받고 있으면 두려움을 덜 느끼고, 두려움을 덜 느끼면 아픔도 덜 느낍니다.

"전 안 아플 때도 엄살이 심했어요. 암에 걸렸다는 게 무서워요."

이렇게 말하는 환자들은 더욱 사랑을 주어야 하는 사람들입니다.

인간이 고통을 느낀다는 건 누군가의 위로가 필요하다는 말이나 다름없습니다. 동물들은 죽을 때 본능적으로 혼자서 숨어서 죽지만 반대로 인간은 기댈 곳을 찾습니다. 그곳은 따뜻한 가족입니다. 그곳은 하나님 품입니다. 더 넓고 깊고 푸근한 그리고 더 큰 품입니다.

이별을 준비하는 자세

생이 얼마 남지 않은 것 같다는 의사의 말을 듣고 보호자가 통곡을 하거나 까무러치는 행동은 절대로 환자에게 도움이 되지 못합니다. 설사 그런 소리를 들었다 하더라도 담대히 받아들이고 환자 앞에서는 티를 내지 않아야 합니다.

우리나라 사람들에게 죽음은 금기입니다. 죽음과 관계된 모든 것은 금기에 속합니다. 임신을 하거나 결혼 같은 대사를 앞두고는 상갓집에도 가지 않습니다. 죽음은 무서운 것, 좋지 않은 것이란 인식이 강합니다. 생과 사가 공존하는 현장에 있는 의사들조차 죽음은 불편합니다.

그러나 사람은 누구나 한 번은 죽습니다. 죽음을 탐닉하는 건 분명 문제가 있지만 죽음도 삶의 한 과정으로 사랑해야 합니다. 삶은 죽음이 빌려준 시간일지도 모르기 때문입니다.

단선적으로 삶의 종말이 죽음이라고 생각하면 두렵습니다. 그러나 죽음 이후를 생각하면 죽음은 다른 세계로 가는 하나의 좁은 문일뿐입니다. 축복 속에서 태어나듯 축복 속에서 가는 삶이 가장 아름답습니다.

모든 사람들이 죽음을 두려워하는 것은 아닙니다. 죽음을 의연히 받아들이는 환자들도 나는 많이 보았습니다. 죽음이 두려운 건 역설적으로 잘 살지 못해서이기 때문입니다. 따라서 환자들은 지금 이 순간을 잘 살아내야 합니다. 투병을 하다 보면 어느 순간 죽음을 인정해야 하는 시점이 옵니다. 그 시점이 오기 전이라도 죽음에 대해서는 준비를 해놓는 것이 옳습니다.

일반적으로 행해지는 의료 행위는 죽음을 무시하고 있습니다. 죽음을 생각하지 않고 치료 행위 자체에만 몰두해 있습니다. 무리하게 수술을 감행해 테이블 다이가 일어나고, 약물 치료의 부작용으로 오히려 죽음을 앞당기기도 합니다.

환자와 가족 역시 죽음을 인정하지 않기는 마찬가지입니다. 삶에 집착한다고 다 살아지는 것은 아닌데도 환자와 보호자는 치료에 대한 기적을 기대하곤 합니다. 현대 의학의 발달에 내심 기대를 걸고, 암 투병을 성공적으로 이끈 사람의 이야기에만 귀를 기울인 결과입니다. 이들은 마지막 순간까지 죽음을 부정하려 합니다.

우리나라는 관습상, 정서상 죽음에 대해서는 피해가려고 하지 이해하려고 하지는 않습니다. 이런 이유로 전혀 준비가 되지 않은 상태에서 죽음을 맞거나 제대로 된 임종을 맞지 못하는 경우가 많습니다. 죽음을 잘 맞으려면 삶에 대해서 일정 부분 욕심을 버려야 합니다.

환자와 의사, 보호자는 2인3각 경기를 하는 사람입니다. 암 치료에 들어가는 순간 서로 끊임없이 대화를 해야 합니다. 물론 죽음이라는 바위산을 가운데 놓고 그 산을 바라보며 이야기하기란 쉽지가 않습니다.

생과 사에 초연할 것 같은 의사들도 실은 죽어가는 환자를 보면 불편함과 함께 심한 스트레스를 느낍니다. 그 때문에 보호자들이나 환자들은 죽음이 가까워오면 의사가 환자를 피하려 한다는 느낌을 받을 수도 있습니다.

의사들이 죽음을 피하려는 이유는 몇 가지 있습니다. 첫째, 치료를 해서 삶을 유지시키는 게 의사의 책임이라는 인식이 강한 까닭에 죽음을 이야기하는 게 의사로서의 직무유기라고 생각하기 때문입니다.

둘째는 환자의 상태가 좋지 않을 때는 의료인들이 질책의 대상이 되기 때문에 더욱 죽음에 대해 이야기하지 않으려 합니다. 분명 의사가 환자를 살리는 데는 한계가 있습니다. 그러나 그것을 보호자나 환자들은 잘 인정하지 않으려는 경향이 강합니다. 만약 의사가 죽음에 대해 이야기를 하면 "이○○! 우리 아버지가 지금 죽는다 말이야!" 같은 육두문자가 날아오기도 합니다.

의사들이 죽음을 피하는 또 다른 이유는 죽음이 가까운 말기 암 환자를 돌볼 때 '동정적 통증'이라 불리는 통증을 경험하기 때문입니다. 죽음에 임박한 환자를 만나면 환자의 불편함과 통증이 의사에게 전이됩니다. 환자가 아프면 나도 아픈 듯한, 어디가 불편한 듯한 느낌이 듭니다.

네 번째, 의사 스스로도 임종 환자를 어떻게 대하는지를 제대로 된 교육을 받지 못했기 때문입니다. 의사들은 자신이 모르는 것에 대한 두려움이 있습니다. 어떻게 해야 할지 모르기 때문에 불안한 것입니다. 환자를 볼 때 어떻게 설명하고, 환자가 그때 어떻게 반응할지 예측을 하지 못하는 것도 부담이 됩니다.

마지막으로 환자와 보호자, 의사 사이에 눈에 보이지 않는 오해도 있습니다. 의사들은 평소에 공포나 절망, 슬픔 같은 감정을 적극적으로 외부로 드러내지 않도록 훈련받습니다. 감정이 절제되어 있는 셈입니다. 그런데 임종이 가까운 환자 앞에서 이러한 의사의 태도는 냉정하게 비쳐질 수 있습니다.

이러한 이유들로 의사는 임종을 앞둔 환자와 대면하는 것을 피합니다. 문제는 의사들이 자신을 피한다는 느낌을 받는 순간 환자는 더욱 상처를 입는다는 것입니다. '아, 내가 드디어 죽을 때가 된 모양이구나. 그러니까 나를 피하는구나' 라고 생각하고 좌절하게 됩니다.

환자들이 이런 오해를 하지 않게 의사는 잘 극복을 해야 합니다. 개인적으로 어떤 식으로든 극복이 되어야 환자를 보다 잘 돌볼 수 있게 됩니다. 보호자들 역시 환자를 더 잘 돌보기 위해서는 죽음에 대한 이해가 있어야 합니다.

예전 같으면 집안에서 부모 형제의 임종을 맞은 경험이 있지만, 지금은 대부분 병원에서 죽음을 맞이하기 때문에 보호자들도 임종에 대한 경험이 없습니다. 따라서 어떻게 대처를 해야 할지 몰라 혼란스러워 환자들의 불안을 가중시킵니다. 보호자들도 죽음에 대해 담대해져야 합니다.

"아이고, 어쩌나……. 이제 죽는다고 하는데…… 억울해서 어떡하나" 같은 비탄이나, "봐라. 그렇게 사니까 이렇게 죽지" 같은 저주, "지지리도 운도 없지. 병원에서 제대로 치료를 못해서…… "와 같은 병원에 대한 원망은 절대로 환자에게 드러내지 않아야 합니다.

드라마에서 나오듯이 생이 얼마 남지 않은 것 같다는 의사의 말을 듣고 보호자가 통곡을 하거나 까무러치는 행동은 절대로 환자에게 도움이 되지 못합니다. 설사 그런 소리를 들었다 하더라도 담대하게 받아들이고 환자 앞에서는 티를 내지 않아야 합니다.

보호자들은 최선을 다해 환자를 위로하고 투병을 격려하지만, 어느 순간이 지나면 마음으로는 서서히 보낼 준비를 해야 합니다. 삶에는 인간이 어쩔 수 없는 부분이 있습니다. 더구나 죽음은 인간의 영역이 아닌 신의 영역입니다. 인간이 할 수 있는 가장 최선은 운명을 담대히 받아들이는 것입니다.

이터니티 선샤인

마지막 순간이 다가오는 듯하면,
나는 그동안 불화가 있었다면 화해하고 용서하도록 권고합니다.
싸운 사람들, 원한 맺힌 사람이 있으면 빨리 환자의 마음을 풀어놓으라고 합니다.

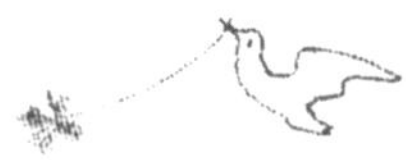

이터니티 선샤인(eternity sunshine), 로맨틱 영화의 제목 같기도 합니다. 영원한 햇살. 직역을 하자면 그런 뜻입니다. 얼마나 가슴이 벅차고 눈이 부시겠는가! 아무도 모르는 이러한 흠결 없는 햇살을 암 환자들은 종종 느끼곤 합니다. 그것은 하늘이 내리는 마지막 축복이기도 합니다.

"선생님 종말이 두렵지 않을까요?"

"그렇지 않을 겁니다. 하나님이 축복해 주십니다."

마음을 비우면 축복이 들어올 자리가 있습니다. 비우면 채워준다는 의미를 나는 종말을 앞둔 환자들을 통해 경험합니다.

환자들이 하늘로 돌아가는 모습도 각양각색입니다. 가장 축복받은 건 지상에서의 마지막을 편안히 보내는 분들입니다. 마지막 순간에 진통제를 쓰지 않아도 고통을 느끼지 않는 분들을 많이 보았습니다. 그것을 보며 고통은 결코 인간을 지배하지 못하는구나, 하는 믿음을 얻었습니다.

2004년에 난소암으로 난소와 자궁을 적출한 환자가 있었습니다. 그 환자는 1년여 뒤에 재발해서 나를 찾아왔습니다. 난소 주위는 물론 골반뼈, 간, 폐에도 암세포가 전이되어 있었습니다.

국립암센터에서 더 이상 해줄 것이 없다는 통보를 받고 보호자와 함께 대전에 있는 호스피스 병동으로 갔습니다. 온몸이 퉁퉁 붓는 부종에다 배에는 복수가 차서 만삭 때보다 배가 더 불러 있었습니다. 그런데 호스피스 병동에 간 지 3일 만에 복수가 다 빠지고, 진통제를 맞지 않아도 될 정도로 고통이 사그라지고 있었습니다. 내가 그 환자를 문병 갔을 때 보호자는 기적이 일어났다며 즐거워했습니다.

“이번 주와 다음 주를 잘 지켜보세요.”

나는 보호자에게 당부를 했습니다.

그것이 백조의 노래인지(죽음 직전에 백조들은 아름다운 노래를 부른다고 합니다. 그 소리에 비견할 소리가 없다고 하여 가장 아름다운 소리를 이렇게 일컫습니다) 아니면 진짜로 기적이 일어나는 것인지는 1~2주 일 안에 판명이 날 것이었습니다.

‘모든 것을 다 비우자. 그러면 하나님이 다 알아서 해주시겠지.’

마지막 순간에 다다르면 모든 것을 비워버리고 겸허하게 죽음을 기다리는 환자들이 있습니다. 이런 환자들은 놀랄 만큼 평온하고 의식도 맑습니다. 남아 있는 자식 걱정, 가족 걱정 그리고 살고자 하는 미련까지도 모두 잊어버리면 평화가 찾아오는 모양입니다.

나는 이러한 ‘버림’ 때문에 좋아지는 경우를 종종 봅니다. 이런 사실들은 육체를 넘는 정신세계가 분명히 있다는 것을 증명하는 것이기도 합니다. 주변 사람들은 혹시 회복을 할 수 있을까 희망하지만, 의사의 입장에서 보면 이런 환자들은 회복을 하기에는 시간이 너무 지나버렸습니다.

내가 다시 서울로 돌아온 뒤에도 그 환자는 여전히 상태가 좋았습니다. 나는 백조의 노래라는 판단이 섰지만 그것 역시 크나큰 축복이라고 생각하고 기도했습니다.

그 환자는 결국 그 다음 주에 지상에서의 마지막 시간을 눈부시게 보내고 하늘나라로 갔습니다.

“잠을 자다가 편안히 갔습니다.”

보호자는 내게 전화로 작별 인사를 전해주었습니다.

고통 없이 환자가 편안히 가는 것만큼 남아있는 가족에게 큰 축복은 없습니다. 가족들은 환자의 마지막 모습을 통해 평안을 얻기도 하고 반대로 정신적인 상처를 입기도 합니다.

고통스럽게 생을 마감하면 가족도 그 고통에서 벗어나기 어렵습니다. 만약에 가족 중 누군가를 고통스럽게 보냈다면 남아 있는 가족들은 그 후유증을 치료받는 것이 좋습니다. 가족들도 빨리 고통의 기억에서 벗어나야 하기 때문입니다.

고통이 없는 편안한 죽음. 환자들은 살아 있는 사람들에게 축복을 남겨주고 가기 위해서 스스로 임종을 준비하는 게 좋습니다.

대부분의 환자들은 자신의 마지막을 미리 압니다. 마지막을 예감하면 여러 가지 준비를 합니다. 목욕을 시켜달라고 하거나 이런 저런 축복의 말을 남기기도 합니다. 정신이 맑을 때 그 모든 준비를 끝내놓는 게 좋습니다. 가족에게 남기고 싶은 말이나 친구에게 남기고 싶은 말을 편지로 써놓는 것도 좋습니다. 남겨질 가족들에게 사랑을 남기고 가면, 가족들은 그 사랑을 기억할 것입니다.

그러나 불행하게도 인격적인 죽음을 맞지 못하는 환자도 있습니다. "너 때문에 내가 죽는다"라고 저주하거나 비난하면서 죽어갑니다. 남겨진 가족들도 고통이고, 떠나는 본인도 고통 속에서 삶을 마감합니다.

"화해할 일이 있으면 빨리 하십시오."

마지막 순간이 다가오는 듯하면, 나는 그동안 불화가 있었다면 화해하고 용서하도록 권고합니다. 싸운 사람들, 원한 맺힌 사람이 있으면 빨리 환자의 마음을 풀어놓으라고 합니다. 먼저 잘못했다고 하는데 마지막 순간까지 용서를 하지 않을 사람은 없습니다. 그러나 안타깝게도 그런 기회를 놓치는 경우도 나는 종종 봅니다.

의사들은 임종의 시간이 다가오면 자신의 환자가 어느 정도 더 견딜 수 있을지 대충 짐작할 수 있습니다. 그러나 죽음에 대해 들려주는 것은 꺼립니다. 보호자들은 그 점을 인지하고 임종 준비를 하는 게 좋습니다. 미리 임종 준비를 할 수 있도록 충분한 시간을 달라고 부탁해 놓으면 준비 없이 황망하게 보내는 일은 없을 것입니다.

죽음은 결코 끝이 아닙니다. 죽음 이후의 생이 기다리고 있습니다. 육신의 고통을 벗어나 천국으로 다시 돌아간다고 생각하면 결코 죽음이 이별이나 슬픔이 아닙니다. 그것은 축복이며 새로운 삶을 시작하는 것입니다.

"제가 먼저 가 있을게요. 나중에 다시 만나요. 당신을 만난 게 축복입니다. 그동안 잘 살았습니다."

남아 있는 사람에게 이보다 축복이 넘치는 말은 없습니다. 남겨진 가족들은 빈자리를 슬퍼하기보다 남기고 간 사랑을 기억하고 앞으로 다시 만날 것을 기약할 것입니다. 마지막 남은 날들 동안에는 서로 축복하면서 지상의 아름다운 마지막 햇살을 함께 나누어야 합니다.

슬픔을 건너가는 법

환자들 중에는 정신적인 고통을 겪는 사람이 많습니다.
마찬가지로 그런 환자를 간병하는 보호자 중에도 6개월 정도, 심하면 몇 년씩 우울증이나 조울증 등 정신적인 고통을 겪는 사람이 많습니다.

사람은 왜 태어났을까? 나는 그것이 하나님의 섭리라고 생각합니다. 어떤 목적이 있었기 때문에 태어나고 그리고 그 임무를 다하면 요단강을 건너가게 됩니다.

요단 강물 앞에서 사람들은 슬픔을 느낍니다. 신앙심이 깊지 않은 사람은 이별 앞에서 슬플 수밖에 없습니다. 강물을 건너가는 사람이나 배웅하는 사람이나 마찬가지입니다.

이러한 슬픔은 건너가야 합니다. 요단강을 건너간 사람보다 살아남은 사람들의 상실감이 더 클지 모릅니다. 남편이나 아내, 혹은 자식이나 부모와 헤어지면 그 순간 인생이 180도 변해 보입니다. 특히 환자의 투병 생활이 힘들면 힘들수록 보호자의 외상도 큽니다.

그러나 인생은 변한 것이 없습니다. 단지 잠시 헤어져 있는 것일 뿐입니다. 요단강을 건너 천국에 가면 다시 만날 수 있다는 믿음으로 살아내야 합니다. 이러한 믿음으로 극복되지 않은 경우에는 적극적으로 치료를 받아야 합니다. 암 환자들 중에는 정신적인 고통을 겪는 사람이 많습니다. 마찬가지로 그런 환자를 간병하는 보호자 중에도 6개월 정도, 심하면 몇 년씩 우울증이나 조울증 등 정신적인 고통을 겪는 사람이 많습니다.

이런 고통은 간과되기 쉽기 때문에 주변에서 잘 챙겨야 합니다. 보호자들의 고통은 보통 환자를 보내고 난 뒤에 생기는 것이라기보다 환자가 치료를 받는 중에 생깁니다. 그러나 치료 중에는 환자에게만 모든 관심이 집중되기 때문에 보호자의 스트레스는 외면됩니다. 그런 상태에서 환자를 보내다 보니 정신적 외상이 남는 것입니다. 따라서 혼자 슬퍼하게 절대로 내버려두어서는 안 됩니다. 보호자 곁에도 누군가 있어서 끊임없이 그들을 위로해주어야 합니다. 특히 보호자 혼자서 환자를 돌본 경우에는 더욱 그러합니다.

슬픔을 극복하기 위해서는 일차적으로 눈물이 안 나올 때까지 시원하게 울어버리는 게 좋습니다. 눈물을 참으며 흘리지 않는 것은 억압만 가중시킵니다. 슬프지 않은 척 혼자서 삭이기보다 적극적으로 위로를 찾아 나서는 것도 좋은 방법입니다. 혼자서 버티는 것보다는 같은 처지의 사람과 대화를 하거나, 동병상련의 마음으로 같이 울면 더 이상 혼자라는 생각이 들지 않을 것입니다.

우리나라 사람들은 보편적으로 마음속의 슬픔이나 떠난 사람에 대하여 이야기하는 걸 꺼리는 경향이 있습니다. 이것은 매우 좋지 않습니다. 서운함, 섭섭함, 분노, 죄책감, 후회 등 그 어떤 감정이라도 모두 이야기함으로써 털어버려야 합니다.

남겨진 사람을 가장 힘들게 하는 것은 죄책감입니다. 환자가 있을 때는 귀찮고 싫었지만 막상 보내고 나면 무엇인가 크게 잘못한 것 같은 느낌이 듭니다. 그럴 때는 환자에게 무엇을 잘못했는지, 무엇이 아쉬운지 꼼꼼히 살펴서 이를 인정하는 시간이 필요합니다. 죄책감이 남아 있다는 것은 반대로 원망이 남아 있다는 말이기도 합니다.

"당신은 최선을 다했어요."

주변 사람들은 남겨진 보호자에게 환자에게 하듯이 아낌없는 배려를 해야 합니다.

결국 사람은 슬픔을 건너가게 되어 있습니다. 언젠가는 그 슬픔을 건너갈 것이라고 스스로 믿으면 힘이 납니다. 이별 역시 삶의 한 부분이라고 인정하고, 궁극적으로 죽음도 삶의 일부라고 인정하게 되면 더 이상의 슬픔은 없습니다. 그때부터는 추억하는 시간, 기쁜 시간이 될 것입니다. 요단강을 건너 천국에 가면 만날 수 있다는.

정신적인 암을 극복해야 암으로부터 자유로울 수 있다

암은 손님처럼 때가 되면 내 몸과 영혼에서 나갑니다. 암은 하나님이 인간에게 진정한 삶이 과연 무엇인지 알려주기 위해 보낸 손님인지도 모릅니다.

"왜 하필이면 내가 암에 걸렸을까요?"

눈물을 뚝뚝 흘리며 암을 원망하는 환자들을 만납니다. 살아야 할 이유가 그들에게는 있습니다. 어린 자식 때문에, 늙은 부모님 때문에, 자신만 바라보는 아내 때문에…….

"하나님이 여태까지와는 다른 삶을 살아보라고 내린 축복인지도 모릅니다."

나는 환자들에게 늘 솔직한 심정을 말합니다.

암세포는 자신의 영향력을 끊임없이 확장해서 몸을 지배하려고 합니다.

암은 건드리지 않는 게 가장 좋은 방법입니다. 수술을 할 때 암세포 조직은 절대로 건드리지 않는 게 의사들의 규칙입니다. 눌러보거나 만져보지 않고 육안으로만 확인해서 조심스레 그 주변을 도려냅니다. 암세포를 만져보는 것은 비로소 수술이 끝난 뒤에 조직을 검사할 때입니다. 차갑고 딱딱한 덩어리는 탐욕과 분노로 가득 찬 슬픈 괴물 같습니다.

"절대로 암에 지배당해서는 안 됩니다."

나는 환자들에게 암에 지배당하지 말라고 당부합니다.

암에 지배당하는 것이란 탐욕스런 삶, 자신만 아는 이기적인 삶, 의심이 많은 삶을 사는 것을 뜻합니다. '암적인 존재'란 말이 암을 가장 잘 함축하고 있습니다. 암세포가 주변 조직을 괴사시키듯, 암적인 영혼은 주변 사람들을 괴롭힙니다.

이러한 암세포가 육신을 침범했을 때 역설적으로 인간은 영혼의 위대함을 보여줍니다. 위대한 영혼의 힘 앞에 암은 굴복합니다.

암에 걸려 죽음이 가까이 왔다고 생각하면 현명한 사람은 자신의 인생에 있어 무엇이 가장 중요한 것인지 고민하게 됩니다.

가장 중요한 것만 가지고 쭉정이들은 다 버리게 됩니다. 마지막 순간까지 돈이나 명예 욕심에 집착하는 사람은 그만큼 고통스럽게 생을 마감합니다.

마지막 순간에 중요한 것은 관계의 회복입니다. 모두 용서하고 편안한 마음이 되면 죽음이 두렵지 않습니다. 아이러니하게도 바로 그 경계를 넘어간 사람들, 마음의 평안을 찾은 사람들에게는 새로운 생이 주어지기도 합니다. 그런 사람들은 암에 걸리기 이전과는 전혀 다른 삶을 삽니다.

세상에는 죽음이 도처에 널려 있습니다. 길을 가다 갑자기 쓰러질 수도 있고, 강도를 만나거나 교통사고를 당하는 것처럼 어느 날 갑자기 죽음의 그림자가 덮쳐올 수도 있습니다. 준비 없는 죽음은 허망합니다. 그에 비하면 암은 생의 마침표를 스스로 찍고 갈 수 있게 합니다. 이 점에서 나는 암이 축복이라 생각됩니다.

내 환자 중에는 육체는 암에 지배당할지라도 영혼은 암에 지배당하지 않은 분들이 있습니다. 그것이 진정으로 암을 이기는 길일 것입니다.

반대로 육체는 암에 걸리지 않았지만 정신이 암에 걸린 사람도 있습니다. 살아 있지만 죽어 있는 것이나 다를 바 없습니다. 매순간 삶의 의미를 모르고 생명을 소진하는 것이야말로 최악의 암입니다.

"삶을 다시 살게 되었습니다."

이보다 더 반갑고 감사한 고백은 없습니다.

인간의 위대함을 보여주는 환자들을 통해서 나는 감동받습니다. 나는 감동을 주고 소천하는 삶도 축복받은 삶이라 생각합니다.

암에 걸리면 무엇보다 암을 이겨내야 합니다. 물리적인 방법으로 이겨내는 게 아니라 정신적인 방법으로 극복함으로써 암으로부터 자유로워져야 합니다.

그러면 암은 손님처럼 때가 되면 내 몸과 영혼에서 나갑니다. 암은 하나님이 인간에게 진정한 삶이 과연 무엇인지 알려주기 위해 보낸 손님인지도 모릅니다.

두려워하지 말고, 내 안에 있는 정신과 영적인 힘을 믿는 것!

만약에 암이란 손님이 찾아왔다면 그렇게 할 일입니다.

암을 손님처럼 대접하시고 암을 극복해 가시는 여러분 힘내세요. 사랑하고 축복합니다. 감사합니다.

이병욱 박사의 암을 극복하려면

암을
손님처럼 대접하라

개정증보판 발행 2026년 1월 7일
지은이 이병욱

발행인 조윤호
펴낸곳 삼광문화사 주소 대구 중구 명륜로23길 59
구입문의 (053)421-6060
출판등록 1989년 12월 12일 제1-153호

값 17,500원
ISBN 978-89-94959-40-5 03040